医師と薬剤師が考える
処方箋のつくり方

矢吹 拓・青島周一 著

丸善出版

はじめに

●処方箋は誰がつくるのか？

　本邦の医師法・薬剤師法などに基づけば，「処方権」は医師・歯科医師・獣医師が，「調剤権」は薬剤師が有しています．処方箋は医師が作成し，薬剤師はそれを確認したうえで，調剤・交付を行うことになっています．一方，諸外国に目を向けてみると，英国では薬剤師に独立型処方権が認められ，一定のトレーニングプログラムを修了することで処方権を取得することができますし，米国でも「一定の条件下」において処方箋を発行できる依存型処方権があり，プロトコルに基づいた処方が行われているようです．

　日本でも時折，「薬剤師に処方権を！」という話題が出てくることがあります．ここではその是非については触れませんが，今後も検討されていく可能性は高い問題だと思っています．ただし，まずは現状体制における医師と薬剤師の共同作業がどこまでできるのか？を考えてみるほうが有益だと考えています．すなわち，医薬分業で「処方権」と「調剤権」が職種で分かれている現状でどんなことができるだろうか？という視座で，「どんなアプローチがあるのかを一緒に考えてみよう！」というのが，本書のねらいです．

　医療の世界では多職種協働の重要性が叫ばれ，本邦でも多職種連携におけるコンピテンシーが提唱されています[1]．この中でコア・ドメインとし

---

[1] 多職種連携コンピテンシー開発チーム．医療保健福祉分野の多職種連携コンピテンシー第1版．2016.3.31.

て，連携のコアは患者中心性と職種間コミュニケーションであるとされ，さらに，それを支える4つのドメインに，①職種役割を全うする，②他職種を理解する，③関係性に働きかける，④自職種を省みる，が挙げられています．

　本書では，医師と薬剤師がそれぞれの職種役割を全うし，関係性に最大限働きかけたら，どんな処方箋ができるだろうか？という問いに対して，盟友の青島周一先生と一緒につくりあげた処方箋です．今回のやり取りを通して，私自身が薬剤師という職種の理解が深まるとともに，医師という自らの職種を省みる機会となりました．

　本編では，症例提示，医師と薬剤師の対話を提示することによって，医師と薬剤師がどのように判断し，処方箋を検討・修正し，決断していくのかというプロセスを明らかにしました．患者との対話を通して得られた情報が医師と薬剤師の判断にどのように影響するのか，その判断の結果，どのように見える景色が変わり，新たな物語が見えてくるのか，ぜひ一例一例考えていただければと思います．

　2024年7月吉日

著　者　矢　吹　　拓

目　次

序章
薬剤師による処方提案と医師との関係性：
生活変数を処方箋に反映することは可能か？

—— 1 ——

1章
経口血糖降下薬：2型糖尿病患者における第二選択薬

症例：52歳，女性　主訴：血糖値が下がらない.

—— 19 ——

2章
睡眠導入剤：若年男性の不眠への対処

症例：31歳，男性　主訴：眠れない.

—— 33 ——

3章
抗菌薬：単純性膀胱炎

症例：24歳，女性　主訴：血尿がでました.

—— 47 ——

4章
高脂血症治療薬：脂質異常症

症例：81歳，女性　主訴：コレステロール値が高いといわれました.

—— 61 ——

5章
便秘薬：便秘症

症例：62歳，男性　主訴：便秘で困ってます.

—— 77 ——

6 章
鎮咳薬：咳喘息
症例：19 歳，女性　主訴：咳が止まらない．

87

7 章
降圧薬：高血圧
症例：86 歳，女性　主訴：健診で血圧が高いといわれました．

103

8 章
解熱鎮痛薬：片頭痛
症例：32 歳，女性　主訴：頭痛，めまい，吐き気がします．

119

9 章
骨粗鬆症治療薬：骨粗鬆症
症例：70 歳，女性　主訴：特にありません．

133

10 章
抗菌薬：感染性胃腸炎
症例：89 歳，男性　主訴：発熱，水様性下痢がみられる．

145

11 章
抗ヒスタミン薬：花粉症
症例：20 歳，男性　主訴：鼻汁があり，鼻がむずむずします．

159

【注】
・本書解説では，医師の考察部分は白の背景，薬剤師の考察部分は朱色の背景で展開しています．
・薬剤名は，主に処方箋箇所は商品名®（もしくは一般名），本文解説では一般名で表記しています．

Doctor's point of view

・ドクター・矢吹の視点から
17

・患者の生活を考える
31

・患者さんの困りごとに対処する
44

・専門職どうしの情報共有の課題
59

・薬にメッセージを載せる
74

・鳥の目・虫の目
85

・病気の経験が受療行動に影響する
99

・積極管理の欲望をコントロールできるか
117

・Underdiagnosis にご注意を
131

・臨床研究のエビデンスだけではみえない景色
143

・施設・家族が望むアウトカム
157

・あの先生が出してくれる薬は本当によく効く
170

Pharmacist's point of view

・将来のリスクを言葉にする作業
32

・睡眠薬はある種の代用
46

・疑義照会の仕方は確立されていない
58

・メディカルケアがヘルスケアに果たす役割
75

・どの集団にスクリーニングを行うのか？
85

・生活の視点でお薬を考える
100

・リスクの可視化がもたらすもの
116

・気圧が下がるとロキソプロフェンが売れる
132

・Impure placebo をどう捉えるか
144

・周囲の支援と評価がポイント
156

・患者のライフスタイルに合わせた説明
170

序章

薬剤師による処方提案と医師との関係性
生活変数を処方箋に反映することは可能か？

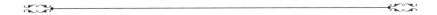

　本書のテーマは「医師と薬剤師が考える処方箋のつくり方」です．このようなフレーズを聞くと，若干の違和感を覚える読者もおられるかもしれません．一般的には医師による診断と，薬の処方は切り離せない関係にあり，薬物治療を薬剤師に指示する処方箋は，医師によって作成されるものであると考えられるからです．実際，薬を処方する権利，すなわち**処方権**は医師の側にあって，薬剤師が有するのは薬を調剤する権利（**調剤権**）です．

　一方で，薬物治療に対する関心の向け方は，医師と薬剤師で相違する部分が少なからず存在します．むろん，この相違は優劣の問題などではなく，専門性の違いに起因するものです．とりわけ薬剤師は，薬理学や薬物動態学を基盤に，薬の製剤学的な特性や臨床的なエビデンスなども踏まえて，薬物療法の機微を言語化する専門家です．

　薬の処方の在り方の協働・連携が医師と薬剤師の専門性の対話・確認によって可能となるならば，臨床における，あるいは薬局窓口における患者アプローチはより重層的になり，多角的な視野や示唆が加えられ，ひいては新しい医療のあり方が提案できるのではないか…．本書にはそのような意図があります．

本書では，具体的な処方箋例を提示し，疾患ごとの処方箋の在り方をめぐる医師と薬剤師のディスカッション（対話）が1章～11章にわたって展開されます．まずは，本論を読む前に，薬物療法をめぐる医師と薬剤師の関係性や，処方箋をめぐる議論について考えてみたいと思います．

「疑義照会」をめぐる医師と薬剤師の摩擦

薬物療法において，薬剤師と医師が連携するきっかけの1つに，薬剤師が行う疑義照会という業務を挙げることができます．

薬剤師法第24条には「**薬剤師は，処方せん中に疑わしい点があるときは，その処方せんを交付した医師，歯科医師又は獣医師に問い合わせて，その疑わしい点を確かめた後でなければ，これによって調剤してはならない**」と明記されており，疑義照会は法律で規定された薬剤師の義務です．

疑義照会は大きく薬学的疑義照会と形式的疑義照会に分けることができます[1]．薬学的疑義照会とは，薬学的な観点から処方内容の疑義を問い合わせるもので，薬剤師の重要な職能の1つといえましょう．

一方，形式的疑義照会とは，処方箋の記載不備に関する問い合わせのことです．形式的疑義照会の多くは，臨床的な薬の有効性や安全性に関するものではなく，**保険者との契約調剤を遂行するために必要な確認事項**です．多忙な臨床業務においては，薬剤師のみならず医師にとっても，その対応にはわずらわしさを覚えることは多いかもしれません．

処方箋に薬剤の用法・用量を明記することは法律（**医師法施行規則第**

---

[1] Yakugaku Zasshi. 2011；131（10）：1509-18. PMID：21963979.

21 条）によって要請されている義務であり，当該処方箋を調剤する薬剤師にとっても，医師が指示した用法・用量を患者に情報提供しなければいけない義務があります（**薬剤師法第 25 条**）．しかし，関連法規の規定，および公法上の契約に基づく契約調剤が，**臨床現場の非効率を生み出しているとの指摘は絶えません.

処方提案と EBM スタイル診療支援

新潟県厚生連糸魚川総合病院に在籍する医師 62 人を対象としたアンケート調査によれば，薬剤師による医薬品の安全性（副作用，有害事象），および薬の作用（薬理作用，薬物相互作用）に関する指摘は好まれる傾向にあったものの，**薬物治療や治療方針については，指摘を嫌がられる傾向にありました**[2]

論文著者は「**治療方針は，単に診断名だけでなく全身状態および社会的背景など複雑な要因を考慮して決定されることから，疑義照会として薬物治療や治療方針について指摘をされたくないという医師の考えを反映したものと推察される**」と考察しています.

本研究は，単施設の医師のみを調査対象としており，結果の外的妥当性については議論の余地があるものの，**医薬品の安全性に関する疑義照会は好まれる傾向**にありました．薬の安全性に関する疑義照会や処方提案を行うことは，むしろ円滑な医師-薬剤師連携を促す要因かもしれません.

一方で，薬物治療や治療方針について，指摘を嫌がられる傾向にあったことは，薬剤師による処方提案という行為が，（医師にとって）本質的におせっかいであることを意味します．この**おせっかいさ**を少しでも軽減

---

[2] 日農雑誌．2020：68 巻 (5)：617-22．DOI：10.2185/jjrm.68.617.

し，質の高い情報を医師に提供するために筆者（青島）が取り組んできた方法論が，**EBM スタイル診療支援**です[3]．処方提案を診療支援という視点で行うことで，おせっかいさを軽減し，加えて質の高い情報源として臨床医学に関する研究論文，すなわち**エビデンスを積極的に活用**するのです．

　しかしながら，エビデンスだけに関心を向けても，円滑な処方提案は実現できません．エビデンスに基づいたとしても，処方提案という行為は本質的におせっかいであることに変わりがないからです．また，**エビデンスに示されている事実と，医師が抱いている治療に対する価値観は，時に相反する**こともあります．

医師-薬剤師連携と EBM

　EBM とは，Evidence-Based Medicine の頭文字をとったもので，直訳すれば「根拠に基づく医療」です．EBM は，現在において利用可能な最も信頼できるエビデンスを踏まえ，目の前の患者にとって最善の臨床判断を行うための行動指針といえましょう．

　EBM は，①疑問の定式化，②情報（エビデンス）の収集，③情報（エビデンス）の批判的吟味，④情報（エビデンス）の適用，⑤①〜④の再評価という 5 つのステップから構成されています（図 1）．また，情報の適用に当たっては，エビデンスに示された客観的事実のみならず，患者の価値観や患者自身を取り巻く環境，そして医療者の臨床経験を踏まえて，総合的に判断していくことが求められています．

---

[3] 日本プライマリ・ケア連合学会学術大会抄録集．2017：p354.

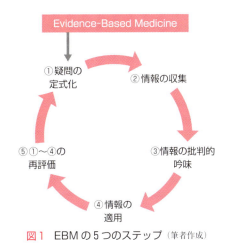

図1 EBMの5つのステップ（筆者作成）

　薬剤師業務におけるEBMの方法論は，患者に対する服薬説明のみならず，医師をはじめとした多職種との連携にも役立つと考えられます．事実のみを伝えるのではなく，医師の診療経験や臨床判断の好みも考慮して統合判断を行うことは，処方提案を円滑に進めるためには重要であるといえば，多くの方が納得すると思います．しかし，事実と価値の統合判断は，容易にできるものではありません．

適切な臨床プラクティスを脅かすものとしてのEBM

　プライマリ・ケア医を対象に，EBMの実践に関する要因を検討した質的研究が報告されています[4]．この研究では，マレーシアの医療機関に勤務するプライマリ・ケア医37人が対象となりました．自由回答式のアンケート調査が行われ，EBMに対する理解や見解，実践状況などが検討されています．

---
[4] BMJ Open. 2016 Mar 9；6(3)：e010565．PMID：26962037．

その結果，一部の医師（特に開業医）は，**EBM は優れた臨床プラクティスを脅かすもの**と考えていたことが明らかにされています．エビデンスの厳格な適用が，患者の個別的なケアを損なうことを懸念していました．また，**EBM には医師の臨床的な経験が反映されていない**といった回答も見受けられました．

さらに，**EBM は医師としての自分の診療を制限する**という回答もありました．こうした認識の背景には，EBM にガイドラインや臨床研究に基づいた「唯一の答え」を遵守すべきもの，という典型的な誤解があるものと考えられます．以下に，本研究で得られた医師からの回答をご紹介します[4]．

私は，EBM が自分の診療を制限していると感じています．選択の余地がないような制限です．だから，私たちは完全にガイドラインに基づくだけで，医師の役割は減少していると感じています．医療の中で私の役割はもうないのです．私は余分な存在なのです．糖尿病の人が来たら，メトホルミンを投与しなければならない．ガイドラインにはそう書いてある．医者としての自分の役割はどこにあるのか．私は事務員であるべきです．

年齢を重ねるにつれて，経験がより大きな要素になってくると思うんです．若い頃はもっとエビデンスに従っていましたが，年齢を重ねるにつれて，診療の中で少し逸脱する傾向があるように思います．それが，私が感じた自分の変化です．昔は，「ああ！ エビデンスベース，エビデンスベース，エビデンスベース！」だったんですけどね．

EBMに対する典型的な誤解があるにせよ,「選択の余地がないような制限」という指摘は意識的に受け止めるべきだと感じます.新型コロナウイルスワクチンの有効性のように,極めて大きな効果サイズを報告したエビデンスを前に,判断の多様性は否定されがちであり,まさしく「選択の余地がないような制限」を迫ることにつながるからです.

EBMにおける臨床判断の4要素

　繰り返しますが,EBMは「エビデンス」そのもののことではなく,「患者の病状と周囲を取り巻く環境」「患者の好みと行動」「医療者の臨床経験」を組み合わせた総合的表現です[5].これらの3要素とエビデンスを合わせたEBMの概念は図2に象徴されるようなベン図で示され,全ての

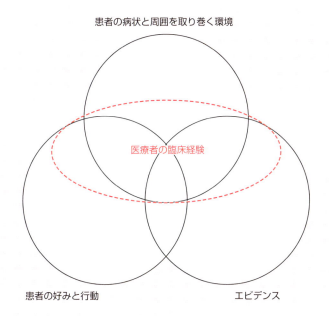

図2　EBMにおける臨床判断の4要素（文献5より引用）

要素が重なり合う状況にこそ，EBM 実践における「正しい」臨床判断が存在することを強調しています（2章も参照）．

しかし，EBM における臨床判断の4要素を適切に統合することは，想像以上に難しい作業です．一般的には，社会的，心理的，コミュニケーション能力などの「ソフトスキル」を高めることの重要性が強調されており，患者の価値観や選好を統合するプロセスを検討したシステマティックレビューでは，図3のようなフレームワークを提示しています[6]．

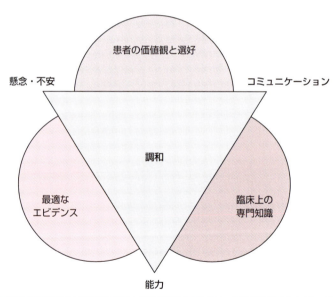

図3　EBM 実践における判断要素と価値の統合アプローチに関する主なテーマ（文献6より引用）

---

[5] BMJ. 2002 Jun 8；324(7350)：1350. PMID：12052789.
[6] BMJ Open. 2002 Nov 18；12(11)：e067268. PMID：36400731.

EBM における臨床判断の4要素を統合するためには，患者が抱いている不安や懸念に寄り添い，患者との適切なコミュニケーションを維持し，患者が意思決定に関われるような医療者側の能力を高めることが求められるというわけです．

しかし，フレームワークを提示させられたところで，エビデンスに向けられた関心から医療者の意思決定を切り離すことは困難です．「エビデンスを踏まえて…」といえば聞こえはよいですが，エビデンスを踏まえたまま，患者の価値観を重視することが真に可能といえるのでしょうか？

ほどけゆく EBM の4つの輪

EBM における臨床判断の4要素は厳密には成り立ちません．エビデンスに強い関心があれば，エビデンスの結果があたかも目の前の患者にも同様に使えるという「物語」に引き込まれてしまいます．「確率的に妥当な判断をしているのであって，目の前の患者にも同様に適用できるとは考えていない」「95%信頼区間が大事だ」，…そういう反論も一理あるでしょう．しかし，その思考回路こそが，既にエビデンスの物語に取り込まれています．

> 新型コロナウイルスワクチンに関して，95%の有効率を報告した質の高いエビデンスがあります．だから，ワクチンの接種を受けることは，あなたの健康にとってベスト（もしくはベター）な判断です．

というような表現にはとても違和感を覚えるのです．確かに正論ではありますけど，誠実さがありません．

> 新型コロナウイルスワクチンに関して，95％の有効率を報告した質の高いエビデンスがあります．だから，社会全体でみれば優れた感染予防効果が期待できます．感染症から社会を守るためにも，あなたもワクチン接種にご協力してもらえませんか？

このような表現で患者に説明するか否かはともかく，エビデンスを踏まえるのであれば，社会全体で恩恵はありそうですが，あなた（患者）にとってはどうだかわからない，というのが本当のところでしょう．「これまでに報告されてきたカラスが黒いからといって，この世界に存在する全てのカラスが黒い」とはいえないのです（枚挙的帰納法の問題）．厳密には，どれだけ多くのデータや事実を収集してもその数は有限であり，**人の生活の全てを説明し尽すことなどは不可能**です．

エビデンスに関心が向く時，その情報が集団で得られた**公衆衛生上の物語**であることを忘れがちです．目の前の患者を対象としたエビデンスではないにもかかわらず，あたかも「あなたにも（しばしば高い確率で）効果が期待できる」というメッセージを込めることは不誠実です．

筆者らは仕事柄，エビデンスといわれるような論文を数多く読みます．その多くに共通することは（症例報告を除けば），

個人の「生活」に関することはあまり書かれていない

ということです．

エビデンスに描かれている物語の主人公は，いわば，**顔のない平均**と呼ぶべきものでしょう．EBMにおける臨床判断の4要素は，常に相反関係

にある物語を構築しています．そういう意味では，図2のように4要素を平均的に統合するなどといったことは原理的に不可能なのです．そもそも，「平均」なるものは実在しませんし，実在しない何かを，実在の生活の中に描こうとする試みには無理があります．

健康状態を規定する不変の法則は実在しない

臨床薬理学においては，疾患状態 S(t) を以下に示した（式）で定義し，まるで物理法則のように理論化しています．

$$S(t) ＝ベースライン＋自然経過＋治療効果＋プラセボ応答…（式）[7]$$

しかし，疾患状態を定義づける4つの変数，すなわちベースライン，自然経過，治療効果，プラセボ応答は，様々な生活変数（予後因子）の影響を受け，厳密に設定することは困難です．

プラセボ効果や治療効果，自然経過は，「ある」「なし」ではなく，**程度で表現されるパラメータ**ですが，その程度を客観的に観測し，明確に把握することは不可能だからです．

また，ベースラインの健康状態についても極めて個別性が高いパラメータであり，その値は生活者の状況によって大きなばらつきが生じます．臨床薬理学で論じられる（式）は，マクロレベルにおいては普遍の法則として妥当するかもしれません．しかし，ミクロレベルまで掘り下げると，疾患状態を定義する普遍の法則（Theory）は実在しないことに気がつきます．

---

[7] Trancl Clin Pharmacol. 2019 Dec；27（4）：123-6. PMID：32095479.

普遍の法則を適用するトンデモ医療

　健康の維持・増進に運動が大事だとか，食事のバランスが大事とか，こういう話はほとんど無意味だと思います．これらはあまりにも自明過ぎて，そういわれても，「まぁ，そうだよね…」としか思えません．一方で，「運動なんてしなくていい」「食事なんて適当でいい」といわれるとちょっと気になりませんか？

　自明なことに反する主張を行うためには**論理（Logic）**が必要になります．いわゆる Why に相当する部分です．健康の維持や増進の文脈で「運動なんてしなくていい」と強くいわれた時には，「なぜ？」と問い返したくなる衝動に駆られるでしょう．

　そして重要なことは，この「なぜ」の回答に対して，**普遍の法則を適用している言説こそがトンデモ医療**と呼ばれるものだということです．健康状態のような，理屈では語れない何かが多くを占める現象に対して，普遍の法則など存在しません．しかし，普遍の法則があたかも実在するかのような極端な医療論の多くは，トンデモと呼ばれる何かと極めて親和性が高いように思われます．

薬剤効果を規定する普遍の法則も実在しない

　薬剤の効果もまた，患者の生活環境に含まれる様々な変数の影響を受け，その発現の仕方は千差万別です．ある人にはよく効いた薬剤も，ほかの誰かには無効かもしれません．その意味でも，**薬の効果に関する普遍の法則は存在しません**．

しかし，法則はなくとも**薬の効果を語る論理**は存在するように思われます．経営学者の楠木建氏は『ストーリーとしての競争戦略』という本の中で，**「論理とは，『無意味』と『嘘』の間にあるものとして理解できます」**と述べています[8]．

「この薬は●●受容体に作用して▲▲を促すことで，××させる作用があります」と語ることが，患者にとっていかに無意味であることは想像にたやすいでしょう．薬剤師が処方提案をする際も，医師の多くは，このような情報に学術的な関心を抱くことはあっても，実際の臨床判断に与える影響は小さいように思います．薬の作用機序は，知識としては有用であっても，人の生活の豊かさに直結するようなものではありませんし，臨床判断を決定付けるよりどころになるものでもないからです．

また，例えば，「この薬はむくみに効果があります」と語ることは嘘に近いかもしれません．薬剤を飲んでも，むくみが改善しなかった人は存在するでしょうし，「むくみ」を曖昧に定義すれば，薬剤が効いたか効いていないかなんて，結局のところ誰にもわからないのですから．薬剤効果に物理学のような法則がない以上，「この薬を飲めばこうなる」ということはあり得ないのです．

楠木氏の論じる論理とは，法則ではないが自明でもない，改めて考えてみるべき思考の構えに他なりません．医師と薬剤の連携にあたっては，**この思考の構えが極めて重要なポイント**になるように感じています．

---

[8] 楠木建．ストーリーとしての競争戦略 優れた戦略の条件．東洋経済新報社，2010：p6.

薬剤効果はサイエンスというよりアート

薬剤効果は，サイエンスというよりアートに近いように思います．この場合のアートとは，単に芸術という意味ではなく，**創作物**という意味を多く含むものです．つまり，**薬剤効果は創作される**，筆者らはそのように考えています．少なくとも，人の生活の中で実感し得る薬効感は極めてアートに近いといえるのではないでしょうか．

人の生活環境において，**薬剤効果は特定の文脈に埋め込まれた特殊解という仕方で発現**します．ランダム化比較試験のメタ分析のような**アナリシス**の視点ではなく，**多様な生活変数のシンセシス（Synthesis）**[9] という視点でしか言語化できないものといってもよいかもしれません．その意味で，サイエンスというよりはアートなのです．

この場合の薬の効果は，英語でいうところの **Efficacy（薬の厳密な効果）** ではなく，**Effectiveness（薬効感のようなもの）** と呼ぶべきものであり，単なる生物学的なプロセスだけでなく，患者の生活状況や心理的な側面，社会的な影響なども含まれた薬剤効果の概念です（**6章**も参照）．薬の効果は，薬理学的な作用機序という変数だけでなく，生活の中での様々な変数が相互に影響しあって発現するのです．

反復可能な知と反復不可能な知

エビデンスで示されている統計学的なデータは，帰納法的な仕方で適用される知識の1つです．その意味では，**反復可能な知**といってもよいかも

---

[9] Synthesis とは，複数の要素や物質が結合して新しいものが生まれる過程や結果を指す言葉である．

しれません．一方で，患者固有の条件に基づく知識は，特定の状況や個別の経験に関連する**反復不可能な知**として捉えることができます．以下に，両者の特徴を整理します．

【反復可能な知の特徴】
- 科学的な手法に基づいて確立された知識であり，反復して確認可能な再現性の高い情報
- 大規模な研究や臨床試験によって裏付けられ，「平均」に適用可能な傾向性として認識できる

【反復不可能な知の特徴】
- 個別の患者や特定の状況に関連する知識であり，再現性は低く，反復して確認できない情報
- サイエンスとしての裏付けはないか，あっても質が低く，「平均」に適用可能な傾向性として認識できない

　EBM は，反復可能な知と反復不可能な知のシンセシスを目指しました．しかし，その試みは結局のところ，うまくいってはいないように思います．その最大の原因が，**エビデンスに基づこうとする思考プロセス**にあるのではないかと考えています．

　反復可能な知をベースに，反復不可能な知を統合することなど，現実的には不可能です．エビデンスが先にあるのではなく，**語りの中でエビデンスが必要とされる**，…そういうシンセシスの在り方こそが，エビデンスに基づくことを可能にさせるほとんど唯一の手段といってよいのではないでしょうか．

反復可能な知と反復不可能な知の間に優劣など存在せず，どちらの側面も重要であり，両者のバランスを考えることが大切だという主張は自明です．あまりにも自明すぎて，端的には無意味なのです．**質の高い処方提案とは，無意味と嘘の間の論理に裏打ちされたアプローチでなければなりません．**

本書の構成

本書では，各章の冒頭において，プライマリ・ケアのセッティングを想定した仮想症例が提示されます．医師と薬剤師，それぞれの視点から症例に対する評価が加えられ，病状の捉え方や治療方針を整理し，医師の視点と薬剤師の視点で対比させる形式で言語化されます．

調剤を担当する薬剤師は，薬物治療の評価において不足している患者情報や，治療に関わる疑問点の解消という動機に基づいて医師と薬剤師の対話が実現します．

そして，医師と薬剤師の語りの中でエビデンスが参照され，最終的な意思決定が行われるという構成になっています．薬剤師にとって，処方提案が目的なのではなく，医師との対話の中で臨床判断の落としどころが探られている点に着目していただけると，反復可能な知と反復不可能な知のシンセシスに関わるヒントが得られるように思います．

（青島　周一）

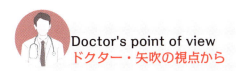

Doctor's point of view
ドクター・矢吹の視点から

　薬剤師の青島先生と処方箋をめぐるディスカッションの本を共著で解説した医師の矢吹です．本書籍のテーマの「処方箋を共につくりあげる」という感覚は，まだまだ現場では感じにくいものだと思います．そして，なにより，本来は「患者と共につくりあげる」ということが最も重要なのだと思っています．そんな思いを込めて処方箋をめぐる議論をさせていただきました．
　序章を読んで医師として考えたこと，雑感をそれぞれ述べてみたいと思います．

処方提案とEBMスタイル診療支援
　処方提案はなかなか難しい問題です．もちろん「薬学的・形式的」という内容に関連する問題もありますが，処方提案が行われる「タイミング」という問題も大きいと思っています．医師にとっては，疑義照会が来るタイミングは，その診療が終わってからであり，その時点では既に次の患者の診療やその他の業務に移行していることが多いです．既に「終わった」と思っている事柄について，蒸し返されること自体，嫌がられるという構図があると思います．疑義照会の内容や医療者どうしの価値観の問題に加えて，タイミングやコミュニケーションの難しさが占めるウェイトも相応に大きいと感じています．

適切な臨床プラクティスを脅かすものとしてのEBM
　エビデンスについての考え方は，エビデンスを創出している専門医とエビデンスを利用している一般医とでも大きく異なると感じています．ある専門医と話した時に，例えばガイドラインで出てくる推奨は既に「当たり前のこと」になっていることが多く，実臨床ではそれを踏まえて，これまでのエビデンスではわかっていない領域を実践していることもある，と話していたのが印象的でした．そういった意味では，適切な臨床プラクティスを模索するがゆえに，エビデンス通りに実践していない，というアプローチが生じる可能性もあるのかもしれません．

ほどけゆく EBM の 4 つの輪

「ほどけゆく EBM の 4 つの輪」，この表現とても好きです．青島節を感じますね．EBM における臨床判断の 4 要素が時にぶつかり合い，完全には成り立たないというのはよく理解できます．そして，論文には個人の生活のことはあまり書かれていないというご指摘もその通りです．個人の生活のことは，患者さん本人にしかわかりません（4 要素の 1 つである患者の価値観・選好ですよね）．エビデンスだけでは不十分なことがあるからこそ，そこに必要なのは「対話」なのだと思います．「対話」を通して，患者の背景や価値観・選好を知ることができます．

EBM をエビデンス至上主義とするのも，エビデンスなんか関係なく俺のいうことを聞けという意見も，欠けているのは両者の対話です．対話を通して，様々な選択肢や可能性を考え検討していくこと，そのプロセスが大事だと感じています．

薬剤効果を規定する普遍の法則も実在しない

「論理とは『無意味』と『嘘』」の間にあるもの」，深いですねえ…．私たちが普段使っている「エビデンス」も当然そこに科学はあるのですが，その結果が目の前の患者さんにとって「無意味」だったり「嘘」だったりすることは，しばしばあるのだろうと思います．そして，処方における意味性や真実性は，処方した医療者側だけで規定されず，それを使用した患者側の効果・副作用といった結果から導き出されるものだろうと思います．

最後になりますが，章末には **Doctor's point of view（医師の視点）**と **Pharmacist's point of view（薬剤師の視点）**という各章の議論を振り返るコラムを設けました．本文解説で語り切れなかったリアルなコメントもあります．医師と薬剤師双方の処方箋をめぐる考察から何かを感じてもらえたらありがたく思います．

(矢吹 拓)

1章

経口血糖降下薬

2型糖尿病患者における第二選択薬

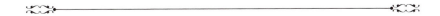

1. 症例提示

症例：52歳，女性　　主訴：血糖値が下がらない．

【処方箋】
・メトグルコ®錠 250 mg　　1回3錠　　1日3回毎食後
・リピトール®錠 10 mg　　1回1錠　　1日1回朝食後
・エナラプリル錠 5 mg　　1回1錠　　1日1回朝食後

【経過】
　48歳時に健康診断で随時血糖高値を指摘され，2型糖尿病と診断された．初期評価では微小血管合併症はなく，メトホルミンによる薬物療法が開始された．また，LDL-コレステロール 180 mg/dL で，リピトールの投与も開始された．薬物治療の開始当初，筋肉痛が出現したものの，一過性でその後に症状は落ち着いた．

　50歳頃から診察室血圧が収縮期で 140 mmHg を超えることも多くなった．そのため，管理栄養士による栄養指導を受けたが，血圧はなかなか改善せず，51歳時からエナラプリルが処方された．

糖尿病の治療開始から，HbA1c は 7%未満を持続的に達成できていたが，半年程前から徐々に上昇してきており，メトホルミンを 2,250 mg（1日最高投与量）に増量した．しかし，今回の受診では 8.2%と，さらにHbA1c が上昇していた．診察の結果，処方箋内容の変更はなくこれまでと同じ処方箋が発行された．

【患者背景】

・既往歴：25 歳の時，虫垂炎手術
・家族歴：母が糖尿病，70 歳時に心筋梗塞
・常用薬：なし
・アレルギー歴：特記事項なし
・嗜好品：アルコールは飲まない，喫煙はなし
・社会生活歴：夫（54 歳）と 2 人暮らし．子どもはいない．夫が昨年脳卒中に罹患し，要介護状態で自宅介護中である．日中はヘルパーのサポートを受けながら，自身はスーパーでパートの仕事をしている

2. 薬局窓口における薬剤師の対応 _Pharmacist_

【今回の処方箋】

・メトグルコ® 錠 250 mg　1 回 3 錠　1 日 3 回毎食後
・リピトール® 錠 10 mg　　1 回 1 錠　1 日 1 回朝食後
・エナラプリル錠 5 mg　1 回 1 錠　1 日 1 回朝食後

【薬歴に記載されている主な患者情報】

・52 歳，女性
・リピトール処方時に筋肉痛あり（その後すぐに消失）
・収縮期血圧 145 mmHg ／ HbA1c：7.9%

・飲酒・喫煙なし

【薬剤師の対応】

　神妙な面持ちで来局した女性は，メトホルミンが増量されたことに不安を抱いているようだった．「1回に3錠も服用して副作用は問題ないか？」「これで血糖値が下がらなかったら，さらに薬が増えてしまうのか？」．そうした患者の問いかけに対して，明確な返答に戸惑ってしまった薬剤師は，用法・用量の観点から，副作用の心配は少ないことを強調した．

　血糖値に関して，患者の生活状況を伺ってみると，夫の介護をしつつもスーパーでの仕事は体力的にも厳しいとのことであった．管理栄養士からの食事指導を受けたことはあるが，日頃のストレスからついつい間食をしてしまうことも多いという．「子どもでもいれば家庭の雰囲気も変わるだろうけれど…」，そう漏らした患者を前に，どんな言葉をかけてよいかわからず，ただただ，処方薬の用法・用量を説明することしかできなかった．

　なお，服薬アドヒアランスについて確認したところ，残薬もなく現状では用法・用量の通りに服用できているとのことであった．

【薬局で聴取した患者背景】
・メトホルミンの用量が最近になって増量されたことに不安を覚えている
・介護生活と仕事で体力的にも精神的にも限界
・ストレスから間食の頻度が多い
・自己申告による服薬アドヒアランスは良好だが，実際のところはよくわからない

---

3. 処方内容に対する医師・薬剤師の考えとその背景
Doctor & Pharmacist

［診察時における医師の考えとその背景］

　糖尿病の罹患歴が 4 年で，糖尿病合併症もない 52 歳女性．高血圧症・脂質異常症の合併はあり，推定心血管リスクは 5%/10 年程度と低いが，HbA1c 目標は 7.0% 未満を目指している．最近，血糖値が上がってきているが，薬を増やすのはそれなりに抵抗がある．さらにメトホルミンも最大量まで増量してしまっていて，これ以上悪化すると他の薬剤を追加する必要があるが，本人は薬剤が増えることを嫌がっている様子だった．そもそも「本当に飲めているのか？」という疑問を感じているが，本人に確認すると「薬は飲めています」とのことだったため，それ以上は踏み込めていない．

　また，追加する場合の薬剤についても，特に心血管既往はなく，痩せ型のこの方に何を追加すべきか…は悩ましい問題だと感じている．SGLT-2 阻害薬を投与する積極的な適応はなく，医療費の観点から考えると費用負担は大きいように思う．

　介護による負担が大きいと聞いており，医療が本人のさらなる負担になってしまうと病院に来なくなってしまうことも心配で，ひとまずは継続通院してもらうことを目標に，同様の処方としてしまった．ただ近い将来，心筋梗塞や脳梗塞を発症し救急搬送されてきたら，主治医としては後悔するかもしれないという思いはある．これは**臨床惰性（Clinical inertia)**[1] ではないかと思いつつ，薬剤追加という踏み込みができなかった．

---

[1] 医学的な問題が認識されているにもかかわらず，必要に応じて臨床医が治療を開始または強化できないことを臨床イナーシャ（もしくは臨床的惰性）と呼ぶ（Ann Intern Med. 2001 Nov 6：135（9）：825-34．PMID：11694107).

[服薬説明時における薬剤師の考えとその背景]

　患者が帰ったあと，しばし薬歴を眺めていた薬剤師は，患者の生活状況から，血糖値が長期的に是正される可能性は低く，今後も継続的な病状悪化を懸念していた．メトホルミンは既に1日最高用量まで達していることから，次回の診察時に血糖降下薬が追加になる可能性が高いことは容易に想像できた．

　一方，薬が増えることについて不安を抱いていることは，今後の薬物療法を考えるうえで，小さくない障壁に思えた．メトホルミンで血糖コントロールが不良な場合に追加すべき血糖降下薬についてのエビデンスは豊富であるが，薬剤を追加することがこの患者にとって本当によいことなのか悩ましい．

　血糖降下薬を投与しているにもかかわらず血糖値が基準範囲内でコントロールできない理由として，病状の進展や生活習慣のみならず，**服薬アドヒアランス**の低下や，**臨床イナーシャ**を挙げることができる．服薬アドヒアランスは良好とのことであったが，残薬の状況などを含めた客観的な情報は入手できておらず，その詳細は不明であった．

　患者の生活状況を想像するに，介護が必要な夫との2人暮らしであること，介護と仕事を両立させるために心身が疲弊していることなどの要素は，糖尿病の臨床状態に少なくない影響を与えているものと思われる．しかし，そのような状況の中で，適度な運動や食事内容の是正などといった患者指導を行うことは現実的とは思われず，処方薬に関する用法・用量の説明に終始してしまった．

4. 医師と薬剤師のディスカッション
Doctor & Pharmacist

　日本人の平均余命という観点からすれば，52歳という年齢は決して高齢ではない．糖尿病の合併症リスクを考慮すれば，血糖値を一定レベルでコントロールする必要性は高いように思われる．一方で，患者の性格傾向や生活状況を踏まえれば，食事や運動等に関する生活習慣の是正や血糖降下薬を追加することは，必ずしも生活を豊かにするものではないかもしれない．

　患者の薬物療法について，「何か気になることがあれば，いつでも声をかけてください」という処方医の言葉を思い出した薬剤師は，今後の治療方針について相談してみることにした．

【HbA1c 8.2% は「わるい」数値なのか？】

薬剤師：HbA1cと死亡リスクはJ字型の相関を示しますが，あくまでも**相関関係**であって，**因果関係**ではありませんよね．HbA1cが高い人って，どんな人だろう…，と考えた時に，過体重や肥満の人だったり，飲酒をしている人かもしれません．血糖値は死亡リスクを増加させる原因の1つかもしれませんが，この患者さんの場合，HbA1cが高くなる生活背景のほうが重要かもしれません．心理的な問題や介護の負担も含め，生活に余裕がないように感じました．

医　師：そうですね．HbA1c 8.2%でも死亡リスクが生命予後への影響が少ないことはその通りなのですが，微小血管合併症を予防するという観点だと管理目標が7%未満なのが悩ましいところです．でもねえ…やはり8.2%がそんなにわるい値なのかな，といえば，必ずしもそうだとは思えなかったです．これが**臨床イナーシャ**なのかもしれませんけど…．「血糖値がわるいから，もっと下げなくてはいけません」と言い過ぎることの「害」もあると思うのです．

糖尿病患者のHbA1c値と死亡リスクの間にはJ字型の相関が知られている[2,3]．HbA1cが低くても，高くても死亡リスクの増加と関連するが，どちらかといえば，**死亡リスクはHbA1c高値との相関が強い**（図1）[2]．一方で，相関がもっとも弱いHbA1c値は6.0〜8.0％の間である．本症例のHbA1cは8.2％であり，標準的な値より高値といえるかもしれないが，現状の値を維持できるのであれば，将来的な健康状態に与える影響度は必ずしも大きくはないかもしれない．

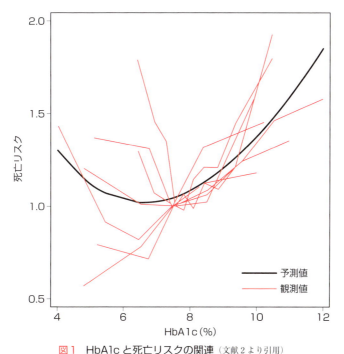

図1 HbA1cと死亡リスクの関連（文献2より引用）

---

[2] Rev Diabet Stud. Summer 2014；11(2)：138-52. PMID：25396402.
[3] BMJ Open. 2017 Jul 31；7(7)：e015949. PMID：28760792.

【治療の目的は健康の維持か，あるいは生活の豊かさか？】

薬剤師：「薬剤を増やす」とか「食事や運動に配慮」という方向性が，本人や家族にとってよい影響はないかもしれないな…という印象は強く持っています．

医　師：そうなんですよね．SGLT-2阻害薬を追加する[4]という選択もありますけど…．この患者さんの場合，肥満もなく，心血管疾患の既往もないうえに，**経済的な問題**もありますから，薬価の高い薬はできれば避けたいです．

薬剤師：生活という観点からすれば，服薬に関わる負担を減らすという方向性がよいように思いました．ご本人の服薬アドヒアランスは定かではないのですが，例えばメトホルミンを1日2回にして，グリメピリド（SU剤）を加えてみる[5]とか…．

医　師：メトホルミンも250 mg錠ではなく，500 mg錠にすることで，1回の服薬負担が減るかもしれませんね．

　糖尿病や高血圧症，脂質異常症などの慢性疾患は，疾病というよりはむしろ「状態」である．血糖値が高い「状態」が持続することで，網膜症や末期腎不全などの微小血管合併症，心筋梗塞や脳卒中などの心血管合併症，あるいは死亡のリスクを高めるがゆえに治療が行われている．つまり，糖尿病の治療とは疾病の治癒を目的としたものではなく，リスクの管理に他ならない．

---

[4] 心血管疾患に対するSGLT-2阻害薬の有効性は，2型糖尿病患者を対象とした複数の研究で示されている（N Engl J Med. 2015 Nov 26；373（22）：2117-28. PMID：26378978/ N Engl J Med. 2019 Jan 24；380（4）：347-57. PMID：30415602）．一方で，同薬効群の薬価は他の血糖降下薬と比較しても決して安価とはいえない．

[5] 数ある血糖降下薬の中でもSU剤はHbA1cを低下させる作用が強い（PLoS One. 2015 Apr 28；10（4）：e0125879. PMID：25919293）．

リスクを管理するということはまた，趣味嗜好など生活に豊かさをもたらす出来事の一部，ないしは全部を管理することでもある．生活の豊かさといえば抽象的かもしれないが，愛煙家が将来の肺がんリスクを管理するために禁煙を強いられる状況を想像すればわかりやすいかもしれない[6]．

【代用のアウトカムが「呪い」と化している】

> **医　師**：確か脳卒中の夫の介護をしていたはずだけど，どういう経緯で脳卒中を発症したのか，次回もう少し聞いてみようと思いました．もしかしたら，夫も糖尿病を患っていたのかもしれません．脳卒中で入院した際に，担当医から糖尿病が原因というような説明を受けていれば，「血糖値が高い」という言葉が，ある種の**「呪いの言葉」**[7]になってしまうこともあるでしょう．このまま血糖値が下がらないと，自分も夫と同じように脳卒中を起こしてしまうのではないか？　そんな不安があるのかもしれませんね．
>
> **薬剤師**：血糖値はあくまでも代用のアウトカムですが，それが「呪い化」しているということですね．血糖値がこのまま下がらなかったらどうしよう…，という患者さんの想いは私も感じていました．糖尿病では将来的な合併症リスクを視野に入れた治療が大事[8]ですけども，血糖値に対する呪いがかかった状態では，代用のアウトカムに対するアプローチが患者さんの負担感を軽減することになるかもしれません．

---

[6] リスク管理が生活の中の豊かさを阻害する構造について，「disease-illness モデル」でも理解することができる．患者本人にとっての「**病い**」体験は，「**疾病**」の解釈であり，必ずしも「疾病」という生物学的な問題だけで形づくられているわけではない．医療者から提示される臨床検査値などの客観的数字と，その数値が意味するリスクを説明されることで，いわば，虚像の「病い」によって患者が苦しむという構図があり得る．

[7] 健康のために血糖値を下げねばならない，という脅迫的な観念を，ここでは「呪い」と表現している．

> **医　師**：あえてグリメピリドを使用して代用アウトカムである血糖値を下げることで，HbA1c と直面化することは避けられるかもしれませんね．ただ，どこまで本人とオープンに話すことができるか，というのは少し悩みです．
>
> **薬剤師**：HbA1c を下げたいというわけではなく，「生活」を心配しているという意図を前面に出してみるというスタンスがよいかもしれません．

　「アウトカム」という言葉は様々な意味で用いられるが，本書では治療行為による臨床上の成り行きをアウトカムと呼ぶことにする．心筋梗塞や脳卒中など，糖尿病の合併症は患者の日常生活に大きな影響を与えるイベントである．一方で，血糖値や HbA1c 値は将来の合併症リスクを予測するための代用の指標といえるかもしれない．一般的に，人の生命や生活に直結するイベントを**真のアウトカム**，真のアウトカムを予測するための指標を**代用のアウトカム**と呼ぶ．

　代用のアウトカムの改善が，必ずしも真のアウトカムの改善につながらないという事実は重要である[9]．**しかし，アウトカムの「真」と「代用」を区別する客観的な基準があるわけではないこともまた同じように重要である**．「患者の幸福」こそが真のアウトカムであるのなら，一般的に代用のアウトカムとされる「血糖値の改善」でも，この患者にとっては真のアウトカムになり得る．

---

[8] 2 型糖尿病治療において，HbA1c の改善が必ずしも心血管合併症や死亡リスクを低下させるわけではない．2008 年に報告された ACCORD 試験（N Engl J Med. 2008 Jun 12；358（24）：2545-59. PMID：18539917）では，HbA1c7〜7.9％を目指す標準的な血糖コントロール治療に比べて，HbA1c 6％未満を目指す厳格な血糖コントロール治療で心血管イベントリスクが減るどころか，死亡リスクの増加が報告された．

[9] 脚注 8 に示した ACCORD 試験の結果はその典型例である．代用のアウトカムである血糖値の改善が，心血管イベントや死亡といった真のアウトカムの改善にはつながっていない．

5. 患者来院^{Doctor}（ディスカッションを踏まえた処方変更）

【患者さんの追加情報】

　翌月の外来の際には HbA1c 8.4％と大きな変動はみられなかった．薬剤師との話し合いも踏まえて，患者に現状の生活についてもう少し踏み込んで話を聞いてみることとした．検査結果を説明しつつ，「少し普段の生活のことを聞いてもいいですか？」と聞くと思いがけずいろいろな話を聞くことができた．

　お話を伺うと，夫は糖尿病ではなかったものの，過去に外来で，「血糖値が高いと脳梗塞になってしまいますよ」といわれたことがあり，最近血糖値が上がってきたことで，「ああ，自分も夫と同じ病気になるのかもしれないな」と感じるようになったとのことだった．とはいえ，現状の生活はかなり大変で，薬もきちんと飲んでいるのに血糖値が全く下がらないので，「もう通院をやめてしまおうかな，先生にも申し訳ないし」という気持ちになっていたことを伺った．

　その話を受けて，「それは不安でしたね，話してくれてありがとうございます．ひとまず通院してくれていることだけで十分なんです」とお伝えしたところ，涙を流されたのが印象的だった．そのうえで，心配されている脳梗塞の予防という観点でいえば，相対リスクは確かに上がるものの絶対リスクはそれほど高くはなく，確率だけみれば「どちらかといえば，何も起きない人のほうが多い」ことを説明したところ，「血糖値が高いと必ず脳梗塞になってしまうと思っていました」とのことだった．

　また，介護や生活そのものを支えるために医療はあるので，医療による不安が生活に影響してしまうことは本意ではないことをお伝えし，「血糖を下げる目標以上に介護や生活は重要だと思います」と述べた．最終的には「ありがとうございます．これからもよろしくお願いします」と前向き

な表情で話され，診察室をあとにされた．メトホルミンの用法・用量を変更したのみで，新たな薬剤の追加はしなかった．

【最終の処方箋】
・メトグルコ®錠 500 mg　1回2錠　1日2回朝夕食後
・リピトール®錠 10 mg　1回1錠　1日1回朝食後
・エナラプリル錠 5 mg　1回1錠　1日1回朝食後

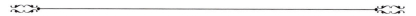

6. エピローグ：薬局での対応

前回までとは打って変わって，表情が軽くなった患者を前に，薬剤師はメトホルミンの用法・用量が変わったことを説明した．患者は大きくうなずくと，小さく笑みを浮かべながら，手渡された薬を鞄にしまった．会計を済ませ，自動ドアに向かった彼女の背中に，これまで感じていた「しんどさ」のようなものが消えていたのは気のせいだろうか．

薬が人を癒すんじゃない，人が人を癒すんだ

かつて，そんなふうにいっていたのは，この処方箋を書いた医師だったのを思い出しながら，薬剤師もまた微かな笑みを浮かべつつ患者を見送った．

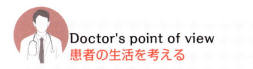

Doctor's point of view
患者の生活を考える

症状がない疾患

　糖尿病はとてもコモンな疾患で，日常的に診療する機会があります．基本的には「症状がない疾患」で，著明な高血糖状態や糖尿病合併症を発症しない限り，患者は困っていないことが多いです．自分の食べたい食事をして，日々も幸せ…，そんな患者さんもいます．

　そもそも，ずっと健康だったのに健診で血糖値に異常値を指摘され，突然「糖尿病」と診断される．医者側の視点では当然かもしれませんが，患者側からしたらおせっかいな診立てともいえますね．

　病気のことを「disease（疾患：医学的説明）」「illness（主観的に感じる病い：個人の経験）」といった言葉であらわすことがありますが，糖尿病の患者は「病い：illness」としての体験が乏しく，医学的に「病名：disease」だけが1人歩きしてしまう，このような側面があることに気付けることが医療者にとって大事だと思っています．糖尿病などの「症状がない疾患」患者の，病気に対する考え方を聞いてみることは，一方的に情報を提供していくことよりも重要なことです．

医療が1人よがりにならないために

　患者の生活習慣は糖尿病のコントロールを左右する重要な要因なので，患者さんの生活を知ることがキーになります．例えば，実際に，糖尿病薬を1日3回飲むのは大変です．夜勤をする人ならどう服用するのか，朝ごはんを食べない人は朝食後の薬をどうするのか，などその患者さんの生活に合わせた薬の飲み方を考える必要があるわけです．医療者が考える糖尿病の「エビデンス」は薬理学的な効果や有害事象に偏りがちですが，それとは違ったところに患者の「生活」があり，それらを組み合わせることによって，薬の飲み方もアレンジされるとよいですね．「医療」が暴走して1人よがりにならないようにするのは大事だと思います．

　医療と生活というバランスの中で，双方が対話を通じて折り合いをつける．対話がないと「この薬を飲んでください」「飲まないのでしたら来ないでもいいです」といった支配的な冷たい医療になってしまう可能性があります．臨床イナーシャがなくなってしまうことは実は一方的な医療の押しつけになるのではないか？という懸念があります．双方が対話をすることで，いい意味で臨床イナーシャが「生まれる」ことに期待しています．臨床イナー

シャにはネガティブな側面もありますが，対話の結果として，十分検討したうえで敢えて「介入をしなかった」ということだったりもするのです．

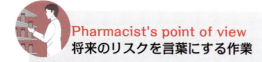
Pharmacist's point of view
将来のリスクを言葉にする作業

現状維持バイアスの処方箋となりやすい

　矢吹先生ご指摘のように，糖尿病は「疾患」というより「状態」なんですね．その状態が安定しているのに，そこに介入という形で変化をもたらすことに患者側・医療側も抵抗があるわけです．糖尿病は日常的にイベントがそれほど起こることはないので，必然的に「現状維持のバイアス（臨床イナーシャ）」となります．処方でいえば「do処方（前回と同じ処方）」の傾向にあり，薬剤師も患者に対して「（ルーチン）で続けてください」となりやすいです．

　糖尿病や脂質異常症，高血圧症もですが「症状に対する治療」ではなくて，将来の脳卒中リスクや心臓病リスクの管理が医療側のスタンスです．それは，予防医療的な処方の側面であり，病気そのものを治す処方とは違う側面になります．なので，医療側と患者側がコミュニケーションを密にすればするほど「現状維持がベターだよね」となるのだと思います．

その変動に一喜一憂する必要はない，と伝える

　本章では，人の生命や生活に直結する「真のアウトカム」と真のアウトカムを予測するための指標（血糖値等）の「代用のアウトカム」を取り上げました．患者にとってみれば，後者（血糖値）のほうが，生活に近い目にみえる位置にあって，一方，糖尿病性病腎症や糖尿病性神経障害などの将来のリスクは目にみえない位置にあります．そのため，どうしても血糖値のほうに関心が向くのですが，医療者側は重症疾患や合併症のリスクに関心を向けなければなりません．その目にみえないリスクをいかにして患者に伝えるかは，コミュニケーションの力（言語能力）が必要で，まさしく「リスクを言葉にしていく」作業です．

　私は病院薬剤師ですので入院患者を相手にする機会が多いのですが，日々の血糖値推移とか血圧手帳をみせてくれる外来の患者さんもいます．その際には，どのような経過を辿ると脳卒中になる等の将来リスクの話はしますが，「その変動に一喜一憂する必要はない」ということは伝えるようにしています．血圧とか，患者さんは結構気にされてしまうものですが，そう伝えると安心される方が多いです．

2章

睡眠導入剤
若年男性の不眠への対処

1. 症例提示 [Doctor]

症例：31歳，男性　主訴：眠れない．

【処方箋】

・マイスリー® 錠 5 mg　1回1錠　不眠時　10回分
・ロキソニン® 60 mg　1回1錠　頭痛時　10回分

【経過】

　もともと片頭痛の既往があるが，頭痛発作は数か月に一度程度だった．1か月前から会社のプロジェクトチームが非常に忙しく，上司との関係も悪化し，ストレスが多い日々が続いた．夜は，しっかり眠りたいと思ったが，なかなか寝付けず，眠らなくては…と思うほど眠れない状態が続き，就寝前に飲酒するようになった．さらに起床後に強い頭痛を自覚するようになった．眠れないことが辛く，日中の集中力が低下して日常業務にも支障が出てくるようになった．先週ようやくプロジェクトが終了しひと息ついたところだったが，その後も頭痛がよくならず，眠れない状態も続くため，「睡眠薬がほしい」とのことで外来を受診された．

　頭痛に対してはもともと市販の解熱鎮痛薬を内服している．診察上，興

味の消失や気分の落ち込みは認めなかった．診察時のバイタルサインや身体所見には特記すべき異常を認めなかった．

【患者背景】
- 既往歴：高校生頃より片頭痛
- 家族歴：母が甲状腺機能低下症，片頭痛
- 常用薬：市販の解熱鎮痛薬のみ
- アレルギー歴：特記事項なし
- 嗜好品：アルコールはビール500 mL/日，連日飲酒，喫煙は20本/日 ×11年
- 社会生活歴：独身で中間管理職

2. 薬局窓口における薬剤師の対応

【今回の処方箋】
- マイスリー®錠5 mg　1回1錠　不眠時　10回分
- ロキソニン®60 mg　1回1錠　頭痛時　10回分

【薬歴に記載されている主な患者情報】
- 初回の来局のため，薬歴情報なし

【薬剤師の対応】
　一見すると物静かにみえた患者であったが，頭痛や不眠で仕事に支障をきたすことに強い不安があるとのことで，仕事の愚痴も交えながら現状を説明してくれた．

　患者は新規事業の中核プロジェクトを任されており，プロジェクトメン

バーや上長にプレゼンの機会が多いとのことであった．現在のプロジェクトは終了したものの，既に次期のプロジェクトも決まっており，体調面での不安が強いとのこと．

ブラックコーヒーを飲まないと頭がすっきりせず，頭痛も強まる気がするため，毎朝欠かさずに飲んでいる．一方で，飲酒をしないと寝付けない．

また，重要な取引先とのミーティング前には，ドラッグストアで購入したカフェイン錠を服用することもあるという．最近は仕事の進捗が遅れると，強いストレス（本人曰く，イライラする）を感じるようになり，頭痛がひどくなるとのことであった．

これまで，頭痛薬はドラッグストアで購入していた．イブクイック頭痛薬® やバファリンEX® は即効性が期待できると，ドラッグストアの登録販売者から説明を受けている．購入頻度は月に2〜3回とのこと．その他，市販薬も含め併用している医薬品はない．

今回処方されているロキソプロフェンで十分に疼痛コントロールできない場合には，市販薬で対応するのではなく，可能な限り再診をするよう促した．また，習慣的なカフェイン摂取と飲酒が繰り返されており，不眠や頭痛の原因となっている可能性について説明を行った．日常的に自動車運転はしないとのことであったが，マイスリーを服用中は自動車の運転など危険を伴う機械の操作に従事させないように注意喚起を行った．また，マイスリーと飲酒（アルコール）の併用は避けるよう指導を行った．

【薬局で聴取した患者背景】

・習慣的なコーヒーの摂取
・市販の頭痛薬およびカフェイン錠の服用．その他に併用薬はなし
・新規事業の中核プロジェクトを任されている中間管理職でストレス過多

3. 処方内容に対する医師・薬剤師の考えとその背景
Doctor & Pharmacist

［診察時における医師の考えとその背景］

　不眠を訴えて来院した若年男性であるが，ストレス因が多々あり，飲酒も続いていること，経過は急性だったことから「非器質性不眠症」のDSM-5-TR（精神疾患の診断・統計マニュアル）の基準も満たさず，まずは環境調整が重要と考えた．ようやくストレス要因が解消されたにもかかわらず，不眠が改善していなかったことは気になった．しかし外来では「睡眠薬がほしい」という要求が強く，そのまま処方希望に応えるのも躊躇され，担当医として陰性感情が生じていた．不眠の原因として，頭痛への対処を優先することを提案したが，患者は強く睡眠薬を希望され，仕方なく屯用で処方した．

　安易に睡眠薬を処方するだけでなく，不眠の原因を考える必要があり，片頭痛やうつ病，閉塞性睡眠時無呼吸症候群などによる**二次性不眠症**を考慮した．片頭痛既往があり，ストレスから頭痛悪化が不眠に影響している可能性や片頭痛に合併した睡眠障害の可能性は考えたが，「市販の解熱鎮痛薬が効くから大丈夫」といわれ，外来ではそれ以上の詳細を聞くことができなかった．また，起床後の頭痛というkey wordからは，閉塞性睡眠時無呼吸症候群も考慮する必要があると考え，夜間のいびきや日中の眠気や集中力低下について確認したが，それらの症状はないとのことだった．

　初回診療であり信頼関係を築くことを目的に，対症薬を処方しつつ，2週間後の短期フォローで症状を確認する方針とした．

［服薬説明時における薬剤師の考えとその背景］

　市販の頭痛薬の購入頻度を踏まえると**薬剤の使用過多による頭痛**の可能性も視野に入れるべきだと思われた．頭痛は市販薬で対応するのではな

く，再診によって治療を進めることを提案したものの，多忙な仕事を抱える患者にとって，医療機関を受診する時間を確保できるかどうかが懸念事項であった．

　また，就寝前にアルコールを摂取し，起床後にコーヒーを摂取，さらには重要な仕事前にはカフェイン錠を追加で摂取している．状況から察するに，単に寝つきをよくしたい，あるいは目覚めをすっきりさせたいということよりはむしろ，仕事を最大効率でこなすための手段として飲酒やカフェインの習慣的な摂取が行われているように思えた．

　不眠の改善手段として習慣化された飲酒は，飲酒をしないことが不眠誘発の不安材料となり，マイスリーが処方されたからといって，すぐに禁酒できるとは限らない．服薬説明時に両者を併用した際のリスクは強調したものの，マイスリーと飲酒が併用摂取される可能性は高いと考えられる．日常的に自動車運転等はしないとのことであったが，精神機能や運動機能等に対する影響や，**睡眠時随伴症状**の発現などが懸念される．

　市販のイブクイック頭痛薬には**無水カフェイン**が含まれており，コーヒーやカフェイン錠との併用による**カフェインの過量摂取**，並びに**電解質異常**のリスクもある．カフェインが不眠の原因となっている可能性を説明し，カフェイン錠は可能な限り摂取しないよう指導したものの，最大パフォーマンスで仕事をこなしたいという患者の想いが，薬剤の適正使用を妨げる可能性がある．

4. 医師と薬剤師のディスカッション
Doctor & Pharmacist

　市販薬の服薬状況や飲酒などの生活習慣から，薬物乱用頭痛のリスクも懸念されたため，薬剤師は後日，処方医に患者情報の共有も兼ねて今後の治療方針を相談することにした．

【対症療法の薬とその問題点】

薬の有効性は，その効果の特性上，**予防的薬剤**と**対症的薬剤**に分けることができる．予防的薬剤とは，**疾病がもたらし得る将来的な健康リスクの管理を目的とした薬**で，多くの生活習慣病薬が該当する．例えば，降圧薬，血糖降下薬，スタチンなどの生活習慣病薬は，血圧値，血糖値，コレステロール値などの是正のみならず，心筋梗塞や脳卒中，ひいては死亡のリスク低減を目的とした薬剤といえるだろう．

一方，対症的薬剤とは，**患者が現に感じている不快な症状の緩和を目的とした薬**である．例えば，疼痛緩和のための NSAIDs，胃部の不快感を緩和するために用いられるプロトンポンプ阻害薬などの消化器官用薬，不眠症状の改善に用いられるベンゾジアゼピン系薬剤などをあげることができる．本症例におけるロキソプロフェンも，頭痛に対する対症療法のための薬剤である．

医　師：消化器系の副作用もありますし，ロキソプロフェンは定期薬では処方したくなかったんですよね．ただ，やっぱり対症療法の薬ですから，患者さんも薬効感を期待していると思うので，処方せざるを得ないというところでしょうか．

薬剤師：対症療法の薬は，今現在の不快な症状を緩和しますから，スタチンのような予防的な薬と違って，患者さんの主観的な薬効感も高いですよね．そういう意味では，減薬や処方の中止が難しい薬の１つかもしれません．

医　師：屯用で処方したのも，実はあまりよくなかったのかもしれないですね．

2018 年に報告されたランダム化比較試験のシステマティックレビューによれば，降圧薬や利尿薬では減薬達成を報告した研究が多い一方で，プロトンポンプ阻害薬や向精神薬では減薬達成を報告した研究が少ないという結果であった[1]．また，処方適正化を目的とした介入後の症状再燃割合を検討したシステマティックレビューでも，心血管用薬と比べて，精神科系の薬剤で症状再燃割合が高いという結果であった[2]．つまり，**対症的薬剤は予防的薬剤と比べて，減薬や治療の中止を実施することが難しいのだ．**

【ほどけゆく EBM の 4 要素】

薬剤師：この患者さんは就寝前に飲酒をして，朝にコーヒーを摂取，大事な仕事の直前には市販のカフェインサプリメントまで服用しているとのことでした．患者さんの状況から察するに，最大効率で仕事をこなしたい…，そんな強い想いを感じます．頭痛はそのような生活環境や心理的なストレスも発症に大きく影響しているように思いました．

医　師：過剰な労働そのものが心血管病のリスクになり得ますね．あるいは，燃え尽き症候群のような状態に至ってしまう危険性も考えなければならないですね…．ある意味働き方改革案件でもあり，産業医との連携も必要かもしれません．本人の仕事への思いと職場環境，不確実な診断に対する対処療法を考えると，EBM の 4 要素をバランスよく統合することは難しいかもしれません．

EBM（Evidence-Based Medicine）は「エビデンス」そのもののことではなく，「患者の病状と周囲を取り巻く環境」「患者の好みと行動」「医療者の臨床経験」を組み合わせた総合的表現である[3]．これらの 4 要素を統

---

[1] J Am Med Dir Assoc. 2018 Nov：19(11)：923-35. PMID：30108032.
[2] Br J Gen Pract. 2018 Oct：68(675)：e663-e72. PMID：30249607.

合するというEBMの概念は図1（再掲）に象徴されるようなベン図で示され，全ての要素が重なり合う状況にこそ，EBM実践における「正しい」臨床判断が存在することを強調している．

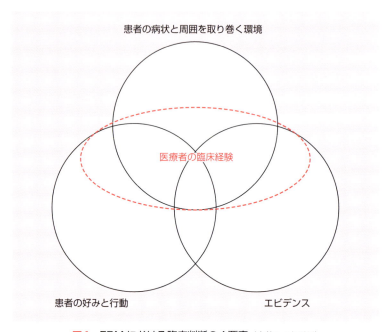

図1　EBMにおける臨床判断の4要素（文献3より引用）

【図1[3] EBMにおける臨床判断の4要素】

エビデンスを踏まえれば，過剰労働は健康リスクを高め[4]，過度の飲酒は生命予後の悪化と関連[5]し，頭痛薬の過剰使用は薬剤の使用過多による頭痛（Medication-Overuse Headache）の原因となる[6]．

---

[3] BMJ. 2002 Jun 8；324(7350)：1350. PMID：12052789.
[4] Curr Cardiol Rep. 2018 Oct 1；20(11)：123. PMID：30276493.
[5] Lancet. 2018 Apr 14；391(10129)：1513-23. PMID：29676281.

しかし，だからといって，本症例の患者に仕事を控えるよう説得することも難しいのが現実であろう．実際のところ，臨床判断の4要素を統合することは極めて困難な作業であり，4つの要素は常に解きほぐれているといっても過言ではない．

患者の生活事象という視点に立った時，患者本人がどのような生活を望んでいるのかを踏まえ，健康リスクとのバランスの中で治療方針を模索するよりないだろう．それは，エビデンスとは対極にある患者固有のナラティブを探ることでもあり，EBM を実践するとは，エビデンスに示された統計的事実を踏まえつつも，その事実を患者固有の物語に溶け込むような言語で**表現（物語化）**していくことに他ならない．

> **医　師**：仕事を頑張り続ける理由について，ご本人の考えや **well-being**（幸福感）を伺いながら，結果的に健康に対して高いリスクを取ることになった原因を探ってみましょうかね．
>
> **薬剤師**：ご本人が健康リスクについて，どのような認識を持っているかで，リスクを徹底的に回避すべきなのか，何らかの方法でリスクを低減すべきなのか，あるいはリスクを容認し続けるべきなのか，どのような治療の方向性が合っているのか少しみえてくるかもしれませんね．本日はお忙しいところありがとうございました．

5. 患者来院（ディスカッションを踏まえた処方変更）

患者は予定通り2週間後に来院された．意外と元気そうだというのが入室時の印象だった．お話を伺うと不眠や頭痛は続いているものの，プロ

---

6 J Pain Res. 2014 Jun 26；7：367-78. PMID：25061336.

ジェクトは成功し上司からの信頼も得られているとのことだった．薬は内服すれば多少症状の改善が得られるとのことで，既に全て飲みきってしまったため，できれば日数分の内服薬がほしいと訴えられた．

　ひとまず，症状がある程度はコントロールできていることを承認しつつ，現状を伺うと，新規プロジェクトも始まっており，忙しくはあるものの充実もしているとの自己評価だった．素直に驚きつつ，「なぜそこまで頑張れるのか？」と聞いてみると，職場で担当しているプロジェクトが，以前から夢だと思って準備していたものであり，今が正念場だと思っていること，健康面でのリスクは理解しているが，今が最も充実していることなどをうれしそうに話してくれた．

　患者にとって，健康面での辛さはある一方で，キャリアとして重要な局面にあることを理解し，現在の仕事が継続してできるように支援したい旨を伝えたうえで，睡眠薬や鎮痛薬の効果とデメリットについて依存性や薬物乱用頭痛などについての情報提供を行った．また，カフェイン摂取のリスクについても説明したところ，「リスクがあることはあまり意識したことがなかった」と話し，カフェイン摂取はできるだけ控えるとのことだった．

　この半年間は重要な時期であり，通院間隔は少なくとも1か月は開けてほしいとのことだった．処方薬はできれば前回と同じものを日数分ほしいとの希望であり，下記処方を行った．

【最終の処方箋】

・マイスリー®錠5mg　1回1錠　眠前　30回分

・ロキソニン®60mg　1回1錠　頭痛時　10回分

6. エピローグ：薬局での対応
Pharmacist

序章でも論じたように，医療者がエビデンスに関心を向ける時，その情報が集団で得られた公衆衛生上の物語であることを忘れがちである．目の前の患者を対象としたエビデンスではないにもかかわらず，あたかも「**あなたにも（しばしば高い確率で）効果が期待できる**」というメッセージを込めることは不誠実とさえいえるのかもしれない．エビデンスに描かれている物語の主人公は，いわば「顔のない平均」と呼ぶべきものであろう．

一方で，エビデンスを踏まえないことは，科学を基盤とした合理的な意思決定から遠ざかってしまう．生活事象を表現する言葉の多くが「患者自身の物語」の中にあるのならば，公衆衛生の向上に寄与することがミッションとして掲げられている医療者にとって，エビデンスは患者自身の物語と接続可能な言葉で語られなければならない．

2週間後に再来局した患者は，手渡された薬を手に安堵の表情を浮かべながら「**これで安心して仕事に集中できます**」といって，薬を鞄にしまった．
薬剤師は市販されている頭痛薬にもカフェインが入っている製品があること，カフェインの摂取過多は，むしろ仕事のパフォーマンスを低下させる[7]可能性があることなどを伝えた．飲酒や薬剤の使用過多による頭痛等，健康リスクとなり得る要因は多々残存しているものの，当患者においては健康リスクの完全なる排除ではなく，**リスクを一定レベルで容認**しつつも，生活の充実や満足度，そして何よりも希望をもって日々を過ごせる

---

[7] カフェインの摂取過多による低カリウム血症のリスクは軽視できない（Intern Med. 2018 Aug 1：57(15)：2141-6. PMID：29526946）．また，コーヒーの摂取過多でも低カリウム血症は起こり得る（Clin Med Insights Case Rep. 2010：3：9-13. PMID：21769248）．低カリウム血症の症状は主に手足の脱力感，筋肉痛，動悸等であるが，これらの症状を「倦怠感」と言語化することで仕事のパフォーマンスと結びつけ，より患者自身の物語に沿った服薬説明が実施できるものと思われる．

ことのほうが重要なのかもしれない．むろん，環境の変化に応じて，

許容できる健康リスクの範囲も変わる

ことであろう．薬剤師は，職場の環境が変わったり，仕事の状況に変化が生じた時には，頭痛や不眠など，健康状態への影響も変わる可能性，その際に必要な薬物治療も変わる可能性がある旨を伝えて服薬説明を終えた．

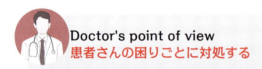

Doctor's point of view
患者さんの困りごとに対処する

個人の因子をみる

1章で取り上げた糖尿病は「症状がない疾患」で，日常では本人の困りごとはあまりないのですが，不眠症は「症状がある疾患」で本人がとても困っています．とはいえ，実際にどんなことに困っているのかを詳しく聴いてみることから始めてみましょう．実は，恋人にふられて眠れないとか，夜通し仕事をしてその後寝すぎて眠れないとか，いろいろな背景や生活が明らかになることがあります．

精神科医の中井久夫先生は，従来の精神病理の「普遍症候群」「文化依存症候群」という2つの分類に加えて，「個人症候群」という新しい概念を提唱しました．医療ではDSM-5-TR（精神疾患の診断・統計マニュアル）などの普遍的な診断基準をつくって，その基準に基づいて不眠症と診断しますが，「個人の因子」からみたら，失恋して眠れない状態なのかもしれません（その現象を普遍的に捉えれば不眠，個人で捉えれば失恋です）．医療側は，医療という枠組みの中で問題解決を目指し，その現象を普遍的に診断するわけですが，異なるアプローチがあるという視点は大変ユニークです．

「眠れないから睡眠薬」はステレオタイプ

　不眠の要因について，患者の訴えから丁寧に理解していく必要があります．「眠れないから睡眠薬」というプラクティスは，問題を極度に単純化していますが，実際には不眠の背景を探り，不眠の「個人症候群」として「その症状を緩和する（不眠を解決する）」方法を模索します．もちろん，患者さん自身が「睡眠薬を飲めば眠れる（＝楽になる）」という比較的シンプルな考え方をしていることもあります．

　一方，有害事象を考えたり，依存症を懸念して不眠の出口（最終的には睡眠薬を中止する）を見据えたり，と医療者にも「睡眠薬を出し続けることのジレンマ」はあります．単純に「眠れないから睡眠薬」という1対1対応の処方ではみえてこない複雑性や個別性について考えてゆくことこそ医療の本質だと思います．

時間が経過することの意味

　医学的課題と時間にはとても密接な関係があります．例えば，感冒などの自然経過で改善するような医学的課題では，時間が経過することで治るという側面が大きく，時間が経過すれば，本人の中での「困りごととしての大きさ」は小さくなり忘れていきます．

　一方，医学的課題の中には慢性的に症状が続くものもあります．不眠症はその代表格といえるでしょう．慢性疾患・症状に対する薬物療法の役割は症状の緩和であり，症状が占める生活上の重みや割合を減らすことにあります．生活の中で症状が占める割合や影響は，症状への慣れや対処法の構築などによって，時間と共に少なくなることもあります．薬物療法は，症状対処における時間稼ぎの方法という側面もあるのです．そうであれば，症状が与える生活上の影響が少なくなった時に，対症薬を減薬・中止することもできるのだと思います．

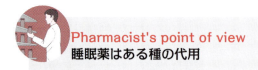

Pharmacist's point of view
睡眠薬はある種の代用

患者の質問ベースの説明が多い

　不眠の患者さんの場合,調剤窓口でその原因を根ほり葉ほり聴くことはできないですし,睡眠薬の作用を下手に説明してしまうと余計に眠れなくなる,みたいなところもあり,「不眠関連の薬は多くを語ることが難しい領域」と思います.

　もちろん薬の情報提供はできるので,短期作用型であれば「早く効果が出ますよ」と,薬の有効性をより発現できるよう（ある種のプラセボ効果なども意識しつつ）説明したりはします.逆に「睡眠薬が癖になったりしませんか」と訊かれることもあり,どちらかというと患者の質問ベースの説明が多いような気がします.

睡眠薬からの脱却

　睡眠薬の常用には依存という問題もありますが,患者さんの最終的な転帰はやはり不眠の解消（睡眠薬なしに眠れる）だと思います.私の経験した事例では,ふと「睡眠薬をやめたい」と思った患者さんがいて,スパッとやめられた方がいました.やめたいと思った当初は,薬を飲むのを1回やめたりして自己調節したり,でも眠れないと二錠まとめて飲んだりしてしまうので,薬剤師として「そういう服用はあまりよくないので,医師の先生に相談してはどうでしょう」と助言したところ,処方医が「ぱっとやめられるものなんですよ」といわれたとかで,実際にやめることができたそうです.

　私も眠れない日が数日続くことがあって,短期不眠でも「また眠れない」と焦ってしまうのですが,医療側から気持ちの切り替えのような言葉をパッといわれたりすると,意外と患者の転帰につながるのかもしれません.

　結局,患者本人がすごく弱っている状態では「何に依存するのか」「何かに依存して切り抜けるのか」といった問題があって,恋人に依存していた男の人が彼女がいなくなったら,依存するものがないので睡眠薬みたいな…,極端な例かもしれませんが,そんな代用のような意味合いも睡眠薬にはあると思います.

3 章

抗 菌 薬

単純性膀胱炎

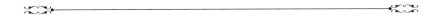

1. 症例提示 (Doctor)

症例：24歳，女性　　主訴：血尿がでました．

【処方箋】

・セファクロル® カプセル 250 mg　8錠/分4（毎食後＋眠前）　5日分

【経過】

　過去に3回の膀胱炎既往がある24歳，女性．直近の膀胱炎は半年前で，頻尿と排尿時痛はあったが発熱はなかった．バクタ®配合錠（スルファメトキサゾール・トリメトプリム：ST合剤）を処方され症状は翌日には速やかに改善した．しかし，その際に全身に発疹が出現し，ST合剤による薬疹と判断された．

　今回は受診の2日前から，頻尿症状が出現し，排尿時痛も伴うようになった．発熱や悪寒・戦慄などはなかったが，水分をたくさん摂っても症状が改善せず，本日になって肉眼的血尿も出たとのことで，「また膀胱炎になったと思う」と当院の外来を受診された．症状の経過からは単純性膀胱炎として矛盾せず，腎盂腎炎の合併はないと判断した．過去の皮疹からはST合剤が使用できないと考え，セファクロルを5日分処方した．

【患者背景】

- ・既往歴：18 歳・22 歳・23 歳時にそれぞれ膀胱炎の治療歴あり．腎盂腎炎の既往はない
- ・家族歴：特記事項なし
- ・常用薬：処方薬はないが，以前にクランベリージュースを勧められて時折飲んでいる
- ・アレルギー歴：特記事項なし
- ・最終月経：3 週間前に通常通り，妊娠の可能性はない
- ・嗜好品：アルコールは飲まない，喫煙（Never smoker）
- ・社会生活歴：独身だが，同棲している特定のパートナーがいる．不特定多数のパートナーはいない．会社員で夜勤はない

2. 薬局窓口における薬剤師の対応

【今回の処方箋】

- ・セファクロル®カプセル 250 mg　8 錠/分 4（毎食後＋眠前）　5 日分

【薬歴に記載されている主な患者情報】

- ・（X〜6 か月）バクタ®配合錠　4 錠/分 2　朝夕食後
- ・24 歳，女性

【薬剤師の対応】

　処方薬は抗菌薬のみであり，薬局窓口では診断名を含めた患者の病状は不明であった．

　薬剤服用歴管理簿には，半年ほど前に **ST 合剤**を調剤したことが記録されていた．しかし，病名の聴取はできなかったようで，その他の詳細な情報は記録されていなかった．

上気道症状に対する治療薬が処方されていないこと，確認できる範囲では患者に外傷なども見当たらないことから，尿路感染症が疑われた．ST合剤は尿路感染症にも用いられることが多い抗菌薬であり，尿路感染症の再発で受診した可能性が高い．抗菌薬の投与量が，やや多いことを理由に，患者に対して受診の理由を聞いてみることにした．

> **薬剤師**：今日はどのような病状で受診されたのですか？　抗菌薬がやや多めに処方されておりましたので，念のための確認です．
> **患　者**：膀胱炎です．
> **薬剤師**：前回とは違う抗菌薬なのですが，先生から何か説明はありましたか？
> **患　者**：この前の薬で，発疹が出てしまったんです．

　調剤後のフォローアップが不十分であり，ST合剤で薬疹を発症したことについて，薬局では把握できていなかった．ただし，服薬説明時には薬疹の情報提供はなされており，早期に発見につながったとのこと．セファクロルでも薬疹の生じるリスクがあることを説明したうえで薬剤を交付した．その際に，患者から膀胱炎予防に対する**クランベリージュースの効果**を質問されたが，あいにく薬局が混み合っており，有効性に関する情報を調べる余裕がなかった．そのため，「**予防効果がないというわけではないと思いますが，その効果は必ずしも大きなものではないと思います**」と回答して，その場の対応を終えた．

【薬局で聴取した患者背景】

・再発性膀胱炎

・ST合剤にて薬疹

---

3. 処方内容に対する医師・薬剤師の考えとその背景
Doctor & Pharmacist

［診察時における医師の考えとその背景］

　膀胱炎を繰り返している若年女性の単純性膀胱炎で，加えて前回の治療時にST合剤による薬疹が出ていることから，代替抗菌薬を検討した．治療期間などを考えるとニューキノロン系抗菌薬が妥当とも考えた．しかし，今後も膀胱炎を繰り返す可能性があり，薬剤有害事象や将来的な耐性菌出現が懸念され，第1世代セフェム抗菌薬を処方することとした．セファクロルは単純性膀胱炎に対する治療効果のエビデンスがあまりないことは知っていたが，入院中の急性腎盂腎炎の治療では，oral switch としてしばしば用いることがあり，その時に使用する用量と同様の処方を行った．治療期間は5〜7日が妥当と考えた．

　再発性の膀胱炎であり，なんとか再発予防ができないかと考えるものの，水分摂取量増量やクランベリージュースなどは既に試しているようで，なかなかよいアプローチができなかった．膀胱炎を繰り返していることからは，現時点でも耐性菌出現が懸念され，尿培養の採取も検討したが最初の尿検査時に培養検体を採取していなかったため，今回は実施しなかった．

［服薬説明時における薬剤師の考えとその背景］

　添付文書上，セファクロルの用法・用量は，「**1日 750 mg（力価）を3回に分割して経口投与する**」とされている．ただし，年齢，体重，症状等に応じ適宜増減するとの記載が併記されており，今回処方された8錠/分4投与は，添付文書の記載内容から逸脱しておらず，保険調剤上の用法・用量として許容できると判断した．

　処方薬が抗菌薬単剤である場合，処方箋のみから病名を推測することは難しい．診療記録を閲覧することが困難な薬局の薬剤師にとって，併用薬

や患者の身体状況から病名を推測するよりほかない．しかし，患者が20代の女性であり，詳細な病状の聴取は，個人情報（プライバシー配慮）の観点から少なからず侵襲的である．半年前の薬剤服用管理歴の情報が極めて簡素だった理由も，病歴聴取に対する障壁に起因しているものと思われた．

なお，当該患者の対応において，薬局内が混み合っていたことや，病名聴取に時間をかけてしまったこともあり，患者からの質問であるクランベリージュースの効果について，十分情報提供ができなかった．もし，効果があるのだとしたら，膀胱炎再発を目的に積極的な摂取を指導できたかもしれない．また，患者がクランベリージュースに関心を持った背景を改めて考えれば，**抗菌薬による薬疹などの副作用に対する不安**があったものと推測される．

なお，ST合剤で薬疹を生じていたことは薬局で把握しておらず，調剤後のフォローアップが不十分であったことを再認識した．医薬品安全使用の観点から，当時の状況について詳細な情報を記録するため，非薬物療法の可能性も含めて，処方医に相談することとした．

4. 医師と薬剤師のディスカッション
Doctor & Pharmacist

一般的に，医療機関から発行される処方箋には，処方薬の新規追加や変更，既存処方の中止に関して，その理由が記載されることは稀である．そのため，保険調剤の現場では，処方変更がなされていた場合の理由を，処方薬剤の保険適用上の効能・効果や，患者から間接的に聴取することになる．

しかし，患者の病状や背景によっては，プライバシー等の観点から処方薬剤に関する情報を入手することが難しいケースも多い．また，本症例のように感染症等の急性疾患用薬を臨時的に調剤した場合では，薬剤服用後

の副作用に関するフォローが難しい現実もある．

> **薬剤師**：バクタで薬疹が出ていたとのことで，薬局でも十分なフォロー
> ができず，すみませんでした．
> **医　師**：いえいえ，膀胱炎にセフェム系は賛否があるかと思いますけ
> ど，薬疹の既往があるとさすがに処方しづらくて…．備考欄にコメン
> トを入れておけばよかったですね．
> **薬剤師**：今回のように，特に副作用の既往があるケースでは，必要に応
> じて服用後の健康状態について，電話等で患者さんご本人に確認させ
> ていただくなどの対応を致します．
> **医　師**：ありがとうございます．それより，ちょうどご相談したいこと
> がありまして…．この患者さん，バクタで薬疹が出てしまってから，
> 抗菌薬の副作用が気になっているようでした．私としても再発を繰り
> 返す膀胱炎には，そのたびに抗菌薬を処方するのではなく，非薬物療
> 法が効果的に行えればと考えていたのですが，何かよい方法はありま
> すかね．

　健康食品やサプリメント等，いわゆる非薬物療法の有効性については，
方法論的妥当性の高いエビデンスが限られている．一方，薬物療法に何ら
かの不安を抱いている患者では，非薬物療法に対する患者の関心が高い傾
向にあるといえる[1]．

> **薬剤師**：実は，水分を多めに摂取している人では，膀胱炎の再発が少な
> いことを報告したランダム化比較試験があります．
> **医　師**：ああ，ありましたねぇ．たしかあの研究だと毎日２Ｌほどの水

---

[1] Explore（NY）. 2010 Nov-Dec；6(6)：380-8. PMID：21040887.

> 分を摂らないといけないんですよねえ．そして，その割に再発の頻度はそれほど減らなかった気が….
>
> **薬剤師**：再発の頻度にもよりますけど，必ずしも大きな効果，ではなさそうですね．非盲検試験ですし….ただ，もし1日1.5Lの水分を摂取することが負担でなければ試してみる価値はありそうです．

閉経前女性140人（平均35.7歳）を対象としたランダム化比較試験[2]では，1.5L/日の水分摂取で，尿路感染症の再発頻度が低いという結果であった．12か月にわたる追跡期間中，膀胱炎の再発は，対照群の3.2回［95%信頼区間3.0-3.4］と比較して，水分摂取群では1.7回［95%信頼区間1.5-1.8］とその平均差1.5回［95%信頼区間1.2-1.8］であった（図1）[2]．ただし，本研究は非盲検下で行われた小規模研究であり，解析

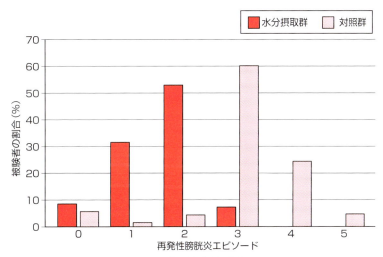

図1 膀胱炎の再発回数と被験者の割合（文献2より引用）

---

[2] JAMA Intern Med. 2018 Nov 1：178(11)：1509-51 .PMID：30285042.

結果の内的な妥当性は必ずしも高くない.

> 医　師：膀胱炎の再発に対するクランベリージュースのエビデンスも，やはり微妙ですかね.
>
> 薬剤師：膀胱炎再発に対するクランベリージュースの効果については，2021年にシステマティックレビュー・メタ分析の論文[3]が報告されておりまして，女性の尿路感染症の再発を相対比で32%低下させるという結果でした（相対危険 0.68［95%信頼区間 0.56-0.81］.
>
> 医　師：あまり効果がないと思っていたんですけど，32%の低下とは意外ですね.
>
> 薬剤師：ただ，続きがございまして，このメタ分析には23研究が含まれているのですけど，解析総数は3,979人，つまり小規模研究のメタ分析なので，たまたま有意な差が示された可能性があるかもしれません[4]. 信頼区間の幅も広いですし，先生のおっしゃる通り，現時点では質の高い研究で明確に有効性が示されているわけではないように思います.
>
> 医　師：そうかあ. なかなか難しいですねえ. とはいえ，クランベリージュースも効果を完全に否定するものではないかもしれませんね.

【修正可能な危険因子を探る】

女性における尿路感染症の危険因子は閉経前と閉経後で異なり，閉経前の女性では，性行為や母親の尿路感染症既往が強く関連する危険因子として知られている. また，関連性の度合いについては明確ではないものの，

---

[3] PLoS One. 2021 Sep 2；16（9）：e0256992. PMID：34473789.

[4] 小規模研究のメタ分析は，解析結果を過大に評価する傾向（しばしば small study effect と呼ばれる）にあり，その解釈には注意を要する（Biometrics. 2020 Dec；76（4）：1240-50. PMID：32720712/BMJ Evid Based Med. 2020 Feb；25（1）：27-32. PMID：31273125）.

過小な水分摂取，排尿頻度の少なさ，密着性の下着の着用，排便後の便の
ふき取り方向なども尿路感染症のリスク要因である[5].

> **薬剤師**：家族歴といった危険因子は先天的なものなので，変更は難しい
> と思いますが，生活習慣に関連した危険因子は，可能な範囲で修整が
> 可能かもしれませんね.
>
> **医　師**：そうですねえ．なかなか聞きにくい内容も多いけど，今度来た
> 時に話してみます．まあ，次来る時はまた感染なのかもしれないので
> 余裕がないかもしれませんが…．あとは，再発を繰り返していること
> を，患者さんご本人はどう考えているのか，改めて聞いてみようかな
> と思います．膀胱炎の再発って結構辛い症状だと思いますし，可能な
> 限り再発予防を考えてみたいと思います.

5. 患者来院（ディスカッションを踏まえた処方変更）
Doctor

　その次に患者が来院したのは実に半年後だった．受診理由は膀胱炎症状
ではなく，鼻炎症状だった．前回の膀胱炎治療について伺うと，特に抗菌
薬の副作用はなく症状は翌日にはほぼ改善したとのことで，詳細を伺うと
気まずそうに「3日くらいで飲むのやめちゃったんです．また，次に膀胱
炎になった時のために取っておこうと思って…」とのことだった.

　抗菌薬の副作用がなく安全に使えたこと，膀胱炎症状がよくなったこと
について素直に「よかったですね」とお伝えすると共に，2日分だけだと
治療失敗から腎盂腎炎になってしまう可能性もあるので，症状が出たら一
度診せてほしいとお伝えした．本人はあっけらかんとした様子で，「でも

---

[5] GMS Infect Dis. 2021 May 27；9：Doc03. PMID：34113535.

来たって，抗生物質もらうだけでしょ？　症状は私もわかるし，手元にあったほうが便利だなって思ったんですよね」とのことだった．

　今回は鼻炎に対して点鼻薬を処方しつつ診療を終えた．抗菌薬の適正使用って難しいなあと改めて感じつつ，また生活習慣について聞き忘れてしまったと反省しながら患者を見送った．

【最終の処方箋】
・フェキソフェナジン® 60 mg　2錠/分2　14回分

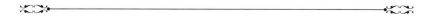

6. エピローグ：薬局での対応
Pharmacist

　抗菌薬の処方箋を持参してから半年後に来局した女性は，抗アレルギー薬の処方箋を受付に手渡した．前回のセファクロルについては副作用等もなく，また膀胱炎の症状も再発していないという．

　膀胱炎の再発予防のためのクランベリージュースや水分の多めの摂取等について補足説明をすると，「お水をたくさん飲むのって大変なんですよね．足とかむくみそうですし…．クランベリージュースも毎日飲みづけるのは，私には無理かもしれないです」，そういって苦笑した女性は「また症状が出たら先生のところを受診しますね」といって薬を受け取った．

　例えば，上気道感染症を年に1回ほど発症する人が，風邪予防に効果的だからといって，ビタミンCサプリメントを摂取し続けることが現実的ではないように，膀胱炎予防のために生活習慣を改めることは，日常生活

に小さくない負担を強いる．疾病予防を目的とした生活習慣の是正とは，

患者の生活という観点からすれば
侵襲的な介入なのかもしれない．

薬の適正使用や医療安全に関するリスク管理もまた然りである．

患者が疾病や薬物有害事象のリスクをどこまで許容できるのかによっても，医療者が介入できる範囲は異なるだろう．また，患者が許容可能なリスクの範囲は，時間の経過と共に変化していく可能性もある．わるくいえば「問題の先送り」なのかもしれないが，現時点では膀胱炎予防のための積極的な介入は見送るべきタイミングなのかもしれない．薬剤師はそんなことを考えながら患者を見送った．

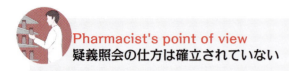
Pharmacist's point of view
疑義照会の仕方は確立されていない

抗菌薬関連で若い女性の場合の情報把握は難しい

　本章では「処方薬が抗菌薬単剤である場合，処方箋のみから病名を推測することは難しい」「処方箋には，処方薬の新規追加や変更，既存処方の中止に関して，その理由が記載されることは稀である」などの記述がありましたが，処方箋には基本薬剤名しか明記されていません．そこから病名を推測するのは結構アクロバティックな作業です．患者さんが検査値をみせてくれたり，症状をお話いただくこともあるのですが，そうもいかないケースもあります．

　私が男性ということもあるのですが，特に「若い女性」「抗菌薬」となると病状を尋ねにくいです．尿路感染症などの推測はしますが，プライバシーに関わることでもあり，既に問診で医師にあまり話したくない事情も伝えているだろうし，当たり障りなく薬を渡すだけというケースもあります．

医師に確認するハードルは高い

　現在，私は病院勤務薬剤師ですので，処方内容など所属病院の院長と直接意見交換をさせていただく機会もありますが，薬局薬剤師の頃は本書の医師と薬剤師のような頻回のやりとりはありませんでした．あったとしても，診療所の診察時間が終わり，駐車場に患者さんの車が見当たらなくなった頃合いを見計らって，たまに医師に面会を求めたりしたでしょうか（月1回くらい）．

　病院勤務と薬局勤務，病院と診療所へのアプローチという点でも敷居感は違いますが，薬局薬剤師が医師に面会するハードルは高いように思います．自分が薬局薬剤師と仮定しても，矢吹先生が所属する国立病院機構栃木医療センターに疑義照会に行くのはかなりのハードルです（笑）．地域の基幹病院となりますと，そもそもFAXで問い合わせをすればいいのか，電話で処方医の先生に繋がるのか，とかアプローチの仕方も迷いますよね．ローカルルールのようなものはありますが，疑義照会といっても決まった方法はないです．

　将来的には個人の健康情報が電子化され，共有される必要があるように思います．北欧などはそうした公衆衛生上のインフラが整備されているところもあるようですので，今後に期待したいです．個人的にはLINEやチャットでやりとりができると便利とは思います．

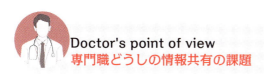

Doctor's point of view
専門職どうしの情報共有の課題

まだ双方に遠慮がある

　青島先生ご指摘のように，医師と薬剤師の情報共有に関しては様々な課題がありますね．例えば，病院薬剤師と薬局薬剤師による違いもあります．大きなポイントは情報が集約されているかという点です．病院薬剤師はカルテの確認はできることが多く，情報共有のハードルがかなり下がります．一方，薬局薬剤師はカルテ自体をみることができないので，そもそも病名や受診理由すらわからないですよね．平時の情報共有がない場合には，検査値を処方箋に明記する，病名や既往歴などのメモをお薬手帳に貼り付ける，などの取り組みもあります．

　職種毎の情報共有も課題です．例えば，アレルギーなどの患者情報を薬剤師さんは薬歴として記録しますが，医師はカルテ，ケアマネジャーはフェイスシートなど，専門職ごとで別々の場所に患者情報を記録しています．これは効率がわるいです．

　病院薬剤師とは，病院内で一緒に働いているので話す機会が多いですが，薬局薬剤師の場合は疑義照会の時にやりとりするぐらいになってしまいます．直接病院まで訪ねて来られたら，医師のほうも何かあったかなと心配になりますよね（笑）．まだまだ，双方に遠慮があるのだと思います．

情報共有の難しさと課題

　医療介護現場で利用されている専用コミュニケーションツールとして，MedicalCare STATION（MCS）などの多職種連携・地域包括ケアの非公開型SNS（患者・家族・医師・看護師・薬剤師・ケアマネジャー・ヘルパー登録可能）があります．情報共有には大変便利な反面，実際に活用して感じたことの1つは「自分の仕事時間がわからなくなる」ということでした．SNSに連絡事項が共有されると，メールでポップアップアラートが送られてくるのです．どんな時間でも，自宅でも休暇中でも確認しコメントを付けることはできますが，ふと考えてみると「これは仕事なのか」「サービス残業的なもの？　趣味？」といった疑問が出てきます．実際に直接患者を診ているわけではないので，そのコメントの責任の所在など，情報共有をまじめに考えると結構悩ましい問題です．

また，薬剤などの患者情報の共有方法として，患者自身が自分の既往歴や薬歴をマイナンバーカードなどに紐づけし，外来や薬局窓口でカードを介して専門職も情報を確認できるといった仕組みが検討されてきています．このようなサービスは，総務省やデジタル庁が中心になっていくつかの企業による運用が始まっており，今後さらに普及していくことが期待されます．

4 章

高脂血症治療薬
脂質異常症

1. 症例提示 ^{Doctor}

症例：81 歳，女性　主訴：コレステロール値が高いといわれました.

【処方箋】
- ニフェジピン徐放錠 20 mg　　1 錠/分 1（朝食後）　28 日分
- イルベサルタン錠 100 mg　　1 錠/分 1（朝食後）　28 日分
- ランソプラゾール錠 15 mg　　1 錠/分 1（朝食後）　28 日分
- アトルバスタチン錠 5 mg　　1 錠/分 1（朝食後）　28 日分

【経過】

　もともと高血圧症で定期通院している 81 歳，女性．先月受けた健康診断の採血で，T-Cho 223 mg/dL，LDL-Cho 167 mg/dL，HDL-Cho 37 mg/dL を指摘された．以前にも指摘されたことはあったが，特に治療は受けてこなかった．肥満の指摘はない.

　今回，健康診断で脂質異常を指摘された．外来で相談したところ，内服薬を飲んでみたいとのことだった．今まで内服しないできたため，心境の変化を伺ったところ，最近，遠方に住んでいる妹が脳梗塞になってしまい，原因として「コレステロールが高いからだ」といわれ，心配になった

とのことだった.

　相談の結果，高齢者の一次予防ではあるが，スタチンを開始することとなり，普段の内服薬に加えて，アトルバスタチンを開始することとした.

【患者背景】
- 既往歴：65 歳〜高血圧症. 逆流性食道炎. 心筋梗塞・脳梗塞の既往はない
- 家族歴：最近，遠方に住む妹が脳梗塞を罹患
- アレルギー歴：特記事項なし
- 嗜好品：アルコールは飲まない，喫煙（Never smoker）
- 社会生活歴：夫と死別して 1 人暮らし. ADL は自立しており，介護保険は利用していない. 飼い猫が家族みたいなものだと常々話している

2. 薬局窓口における薬剤師の対応
Pharmacist

【今回の処方箋】
- ニフェジピン徐放錠 20 mg　　1 錠/分 1（朝食後）　28 日分
- イルベサルタン錠 100 mg　　1 錠/分 1（朝食後）　28 日分
- ランソプラゾール錠 15 mg　　1 錠/分 1（朝食後）　28 日分
- アトルバスタチン錠 5 mg　　1 錠/分 1（朝食後）　28 日分

【薬歴に記載されている主な患者情報】
- 81 歳，女性
- 高血圧症. ランソプラゾールは再燃再発を繰り返す逆流性食道炎にて処方（処方医照会済）
- 血圧：139/78 mmHg（血圧手帳より確認）
- 併用薬なし，アレルギーの既往なし，副作用の既往なし

【薬剤師の対応】

　定期薬にアトルバスタチンが追加処方されていることから，患者に状況を確認した．先日の血液検査でコレステロール値が高かったとのこと．検査結果が印字された書面も持参されており，投薬カウンターに広げてみせてくれた．

> **患　者**：コレステロール値が高いと脳梗塞になりやすいって聞いたので，先生に処方してもらったんです．

　そういった患者は，コレステロールの値に不安を覚えていたこと，薬が処方されて安心したとのことを話してくださった．

> **患　者**：タマコ（飼い猫）も 18 歳だけど，まだまだ元気だから，私も長生きしなきゃいけないでしょう．

　患者は検査結果の書面を鞄にしまうと，薬局待合室のソファに腰かけた．

【薬局で聴取した患者背景】
- 患者が持参した検査結果の書面より T-Cho 223 mg/dL，LDL-Cho 167 mg/dL，HDL-Cho 37 mg/dL にてアトルバスタチンが新規に追加
- コレステロール値が高いことに不安を覚えていた
- アトルバスタチンが処方されて安心された様子であった
- 飼い猫のタマコは 18 歳

3. *Doctor & Pharmacist* 処方内容に対する医師・薬剤師の考えとその背景

［診察時における医師の考えとその背景］

　81歳でそろそろ平均寿命を迎えようとしている高齢女性だが，ADLは自立していて比較的元気に通院されている．担当医としては，「そろそろ健診は受けなくてもよいのでは…？」とも思いつつ，そうもいえないモヤモヤを抱えていた．コレステロール値が高いことも，正直なところ介入することで，この方にどれくらいメリットがあるかはよくわからないなと感じていた．

　家族が病気になると，自分自身の健康も心配になることはよくいわれているが，今回は妹さんの脳梗塞が，それなりに大きなインパクトを残した様子が伝わってきた．いわゆる一次予防であり，最近改訂された『動脈硬化性疾患予防ガイドライン』（2022年版）のアプリで久山町スコアを計算してみようと思ったが，そもそも**年齢が適応外**とはじかれてしまった．仮に79歳とすると，7点で中等度リスク（10年動脈硬化性疾患発症リスク9.1％）という結果だった．10年で90％は大丈夫（しかもそのうち脳梗塞の頻度はもっと少ない）であり，「十中八九大丈夫ですよ」と伝えてみたが，「それでも心配で…」と仰った．

　ある意味で，「心配」に対する「安心処方」であり，実際の脳梗塞予防効果はそれほど大きくないが，本人が万が一脳梗塞になった時に後悔したくない「後悔回避性バイアス」があることも垣間見え，処方に踏み切った．薬が出ると聞いて，ホッとしている様子だった．

［服薬説明時における薬剤師の考えとその背景］

心血管疾患に対するスタチン系薬剤の一次予防，二次予防のエビデンスは豊富である一方，80 歳を超えるような超高齢者に対する方法論的妥当性の高いエビデンスは限られている[1]．特に一次予防に対する効果量は小さく[2]，本症例にあっては必ずしもスタチン系薬剤の投与が必要とは限らない．さらに，脳卒中に対するスタチンの有効性は心血管疾患と比較すると効果サイズが小さい[3]．

また，アトルバスタチンは CYP3A4 で代謝される薬剤であり，同じく CYP3A4 で代謝されるニフェジピンとは競合阻害による薬物相互作用が懸念される．実際，CYP3A4 で代謝されるスタチンと，カルシウム拮抗薬の併用で，急性腎障害などの有害事象に関連することも報告されている[4]．

一方，患者はコレステロール値が高いことに不安を覚えており，アトルバスタチンが処方されていることに安堵している様子であった．また，アトルバスタチンとニフェジピンの相互作用については，添付文書上の「併用注意」には該当しておらず，両剤の投与量も，低用量であることから相互作用の懸念は小さいと判断し，処方箋の記載通りの調剤を行った．

スタチン系薬剤の主な副作用として筋肉関連障害が知られているが，同副作用は**ノセボ効果の影響を強く受ける**としたエビデンスも多い[5]．そのため，副作用が起こる頻度は稀であることを強調したうえで，筋肉痛の発現に留意すること，尿色の変化に注意するよう説明を行った．

---

[1] Lancet. 2019 Feb 2；393（10170）：407-15. PMID：30712900.
[2] BMJ Open. 2019 Apr 23；9（4）：e023085. PMID：31015265.
[3] Medicine（Baltimore）. 2022 Sep 23；101（38）：e30606. PMID：36197216.
[4] Medicine（Baltimore）. 2016 Jan；95（2）：e2487. PMID：26765458.
[5] Curr Cardiol Rep. 2022 Sep；24（9）：1101-18. PMID：35759168.

4. 医師と薬剤師のディスカッション
Doctor & Pharmacist

　薬剤師は薬剤を患者に交付したあとに，改めてスタチンとカルシウム拮抗薬の相互作用に関するコホート研究の結果[4]を確認した．また，本症例は80歳を超える高齢者であり，スタチン系薬剤から得られるベネフィットは必ずしも高くない．その意味では，相互作用の懸念が少ない**プラバスタチン**を選択することも大きな誤りではないだろう．薬剤師は，処方医から依頼されていた資料を渡すついでに，アトルバスタチンの処方意図について確認することにした．

【処方がアウトカム!?】

> 医　師：正直なところ，自分自身はスタチンを処方する意義はあんまりないなあと思ってます．ただ，患者さん本人は「処方」を希望しているんですよね．そういった意味では，疾患予防を目的とした処方というよりは，**処方自体がアウトカムになってしまっている側面**がありまして…．

　処方医はそういって苦笑いした．スタチンの潜在的な有害事象リスクは低い一方で，心血管予後に対する肯定的なエビデンスは豊富である．それゆえ，スタチンの処方は世界的にも増加の一途をたどっている．スタンフォード大学の疫学者，ジョン・ヨアニディス氏は，このようなスタチンの処方量増加を**「Statinization」**，すなわち**スタチン化**と呼んだ[6]．

---

[6] JAMA. 2014 Feb 5：311（5）：463-4. PMID：24296612.

> **薬剤師**：コレステロール値の低下という代用のアウトカムの改善であっても，この患者さんにとっては「安心」につながる重要なアウトカムかもしれません．
>
> **医　師**：患者さん本人も，希望されているアウトカムが「薬を処方されて満足」という側面が強い状況でした．心血管疾患の予防に対する効果は限定的だと思いますが，処方しない合理的な理由もないという状況でして．抗菌薬であれば，有害事象を強く強調できるのですけどね．

　いわゆる，「念のため」に処方される薬の代表例が抗菌薬であろう．しかし，同薬は薬剤耐性の問題や，副作用のリスクなど，スタチンとは対照的に潜在的な有害事象リスクも高い薬剤である．抗菌薬を感染症の重症化リスクに対して「念のため」に処方するのであれば，抗菌薬の有害事象リスクに対して「念のため」に処方しない，という判断も正当化されるはずである．しかし，スタチンは潜在的な有害事象リスクが低く，「念のため」の処方が正当化されやすい薬剤の1つなのかもしれない．

【安心と不幸の4象限マトリックス】

> **医　師**：スタチンって，エビデンスは豊富なんですけど，心血管リスクに対する絶対的な効果量は必ずしも大きくないですよね．確率でいえばスタチンを飲んで得られる「安心」って，わりに合わないんですけどね（笑）．
>
> **薬剤師**：スタチンを飲まなくても，心血管疾患を発症しない人がほとんどですからね．脳梗塞に対する効果となると，その確率はさらに小さくなるかもしれません．

スタチンは心血管疾患の予防を目的とした薬剤である．予防とは将来リスクの低減に他ならず，患者にとっては身体症状の改善というよりは，健康上の安心という仕方で薬剤効果が認識される．

患者にとってのアウトカムが，「安心を得るためにスタチンを処方されること」とした場合，スタチンを処方されないことは患者に不安をもたらすことになる．しかし，スタチンの本来の処方目的は，心血管疾患の予防にあることは前述した通りである．

冠動脈疾患に対するプラバスタチンの有効性を検証した MEGA 試験[7]のデータを用いて，イベントの発症有無とスタチンの処方有無による患者の安心/不安について整理すると図1のような4象限マトリックスで表現できる．

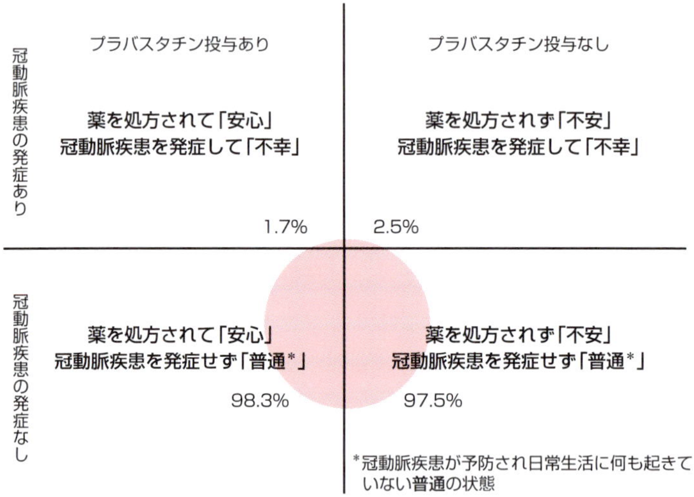

	プラバスタチン投与あり	プラバスタチン投与なし
冠動脈疾患の発症あり	薬を処方されて「安心」 冠動脈疾患を発症して「不幸」 1.7%	薬を処方されず「不安」 冠動脈疾患を発症して「不幸」 2.5%
冠動脈疾患の発症なし	薬を処方されて「安心」 冠動脈疾患を発症せず「普通*」 98.3%	薬を処方されず「不安」 冠動脈疾患を発症せず「普通*」 97.5%

*冠動脈疾患が予防され日常生活に何も起きていない普通の状態

図1　プラバスタチンの処方と患者および臨床アウトカム（文献7のデータより筆者作成）

[7] Lancet. 2006 Sep 30；368（9542）：1155-63. PMID：17011942.

スタチンを処方されることで患者は安心を得られるかもしれない．ただ，スタチンで冠動脈疾患が予防できたとしても，現実には何も起きていないことと同義であり，患者は必ずしも幸せを感じない．その意味では患者アウトカムは「普通」だといえるだろう．

また，スタチンを処方されても冠動脈疾患を発症することもある．このような状況は，「安心」を手にしたにもかかわらず「不幸」がもたらされている．薬物治療のアウトカムとしては最悪な状況である．

一方，スタチンを処方されないことは患者にとって「不安」をもたらす側面がある．しかし，不安の中でも冠動脈疾患を発症しなければ「普通」の日常を過ごすことができるだろう．

注目すべきはスタチンの処方を受けようが受けまいが，すなわち安心を得ようが不安になろうが，**多くの患者では冠動脈疾患を発症していない事実である**．また，医療介入のもっとも重要なアウトカムは，患者の「幸せ」の実現にあるはずだが，**どの象限においても「幸せ」の要素に欠ける**ことから目をそらしてはならない．

【薬剤処方と感情マッピング】

医 師：患者のナラティブを重視するとスタチンを処方するという流れが自然なんですけど，その流れに疑問を持ってもいまして．すっきりしない気持ちはいつもありますね．

薬剤師：確かにすっきりしないですよね．なので，私もこうして先生にお話をしているのだと思います．アトルバスタチンとアムロジピンとの薬物相互作用が気になったことは確かですけど，臨床上のリスクという意味では希薄ですし，そこはあまり本質ではありません．患者さんに安心が得られるのであれば，それは悪いことではないのですけど，先生の仰るようにすっきりしません．

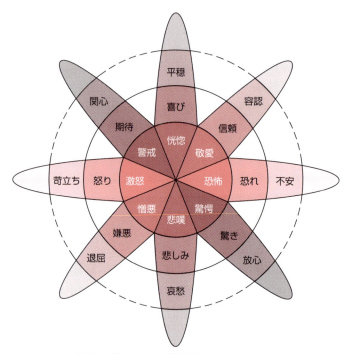

図2　プルチックの感情の輪（文献8より引用）

　心理学者のロバート・プルチック（1927〜2006年）によれば，人の感情は**8つの基本感情**と，その組み合わせによってマッピングできる（図2）．このマッピングは，**プルチックの感情の輪**[8]とも呼ばれ，中心セクションから外側のセクションへ行くにしたがって感情の強度は弱くなる．

　80歳を超えるような高齢者に対する一次使用のためのスタチンを処方することは，図2におけるどのような感情と密接に関連しているだろうか．

---

[8] PLoS One. 2021 Sep 1；16(9)：e0256503. PMID：34469455.

医　師：少なくとも，中心セクションにあるような強い感情ではないですよね．どちらかといえば外側にある感情ですが，「放心」とか「容認」に近いのかもしれません．

薬剤師：医学的な厳密さに無関心になればなるほど，感情の輪の外側に向かいそうですね．それはまた，医学的な厳密さに関心が低い患者さんの想いに近いものになります．

医　師：患者さんにとっても，スタチンの服薬は輪の外側にある「不安」な感情を埋める側面があって，このあたりがエビデンス通りにいかないことの原因なのかもしれませんね．とはいえ，これを全面的に容認してしまうと，ポリファーマシーのような問題も起こってしまうのですけどね．

薬剤師：潜在的な害が小さい薬剤は，患者さんの安心のために処方されやすく，その積み重ねがポリファーマシーを生みだしている側面もありますね．

医　師：差し当たりはミオパチーなどが出ていないかどうか，継続的にフォローしてみます．

薬剤師：お忙しい中，ありがとうございました．

5. 患者来院（ディスカッションを踏まえた処方変更）

患者は4週間後に再診された．診察室に入ってくるや否や「先生，あちこち痛くなっちゃって…」と一気に話し出した．話を伺うとスタチン内服開始後2週間ほど経過したあとから，両側大腿の付近の鈍い痛みが出現したとのことだった．筋肉痛かと思って様子をみていたが，背中や脇腹も痛くなり，薬局でもらった「薬剤情報提供書」の中に「筋肉痛」の記載があ

り，「これが原因かもしれない…!?」と思ったという．とはいえ，脳梗塞も心配であり，その後も内服を継続したが痛みは取れず，次回の外来の時に先生に聞かなきゃと思って外来日を待っていたとのことだった．

診察を行ったが，明らかな局所の異常所見はないが，大腿近位部と腓腹部，側腹部を中心に自発的な筋痛を訴えていた．血液検査も実施したが，CK（クレアチンキナーゼ）も含めて特記すべき異常所見は認めなかった．

現時点では除外診断ではあるものの，スタチン開始後に出現した筋肉痛であり，スタチン誘発性ミオパチーの可能性があることを説明し，薬剤変更もしくは中止を検討したほうがよいこと，変更した場合でも症状がでる可能性があることなどについて説明した．

患者は確かに薬が影響しているかもと思っていたと話しながら，「でも脳梗塞は大丈夫なんでしょうか？」と質問した．脳梗塞リスクはもちろんゼロではないが，現時点でそれほどリスクが高いわけではなく，薬剤による予防効果もそれほど大きいわけではないことを説明したところ，「それであればいったん薬をやめてみたいです」とのことだった．

今回は薬剤を中止して経過をみる方針とし，疼痛時にアセトアミノフェン 500 mg 頓用で処方し 4 週間後に再診とした．

【最終の処方箋】
・ニフェジピン徐放錠 20 mg　1 錠/分 1（朝食後）　28 日分
・イルベサルタン錠 100 mg　1 錠/分 1（朝食後）　28 日分
・ランソプラゾール錠 15 mg　1 錠/分 1（朝食後）　28 日分
・アセトアミノフェン錠 500 mg　1 錠/分 1（朝食後）　28 日分

6. *Pharmacist* エピローグ：薬局での対応

　4週後に再来局した患者の処方箋からは，アトルバスタチンが削除されていた．「**コレステロールの薬を飲んだら体に痛みが出ちゃって…**」，そういった患者を前に，副作用情報の伝え方が適切ではなかったことを反省しつつ，アセトアミノフェンの服薬説明をした．

　「**あの薬，やめても大丈夫だったんですかね…**」，患者はそういって薬を受け取った．

　「**コレステロール値を下げる薬は，脳梗塞を予防する目的で使いますけど，本当に予防されたかどうかは確かめようがなかったりします．薬を飲まなくても何も起きなかった，ということのほうが実は多いんです．いったん中止してみるということは，とても大事な治療のように思います**」

人はリスクに対して，何も対策を講じないことに
少なからずの不安を覚える．

そのリスクがどんなに小さなリスクであっても，ひとたびリスクに関心を囚われると，リスクの回避こそが最大の目的となってしまうこともしばしばである．生活における「幸せ」は，リスク回避が目的化する瞬間に消えてしまう．「普通」の生活を「幸せ」に変える，そんな処方が存在するだろうかと考えながら，患者を見送るのであった．

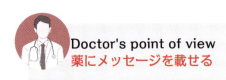

Doctor's point of view
薬にメッセージを載せる

超高齢者の投薬効果とは？

　本章の一番のテーマは超高齢者です．80 歳以上の超高齢者の方々は，病気を予防し，治療してきたからこそ健康長寿であるわけでして，予防医療を達成している患者層に対して，どこまで治療を続けるかはジレンマです．そもそも超高齢者に対するエビデンスは限られており，血圧や血糖，脂質などの至適値はいくつなのか，いつやめたらよいのか，などはよくわかっていません．近年は，高齢者における薬剤中止のエビデンスが出てきていますが，その結果も様々です．「もう年なんだから薬はいらないんじゃないですか？」といった発言はもちろんできませんが，このまま処方継続でよいのだろうか？という葛藤を抱えながら処方しています．

　超高齢者にスタチンを服用してもらうことに，臨床的な意味がないわけではありません．ですが，実際には「その患者さんにとって，スタチン処方に意味があった」ともいいづらいのです．薬の効果そのものがとても実感しにくく，「何もしなくても疾患を発症しなかったのか」「薬を飲んでいたから疾患を発症しなかったのか」は誰にもわかりません．総じて，高齢になれば若い人と比べて疾患を発症する可能性は高くなりますが，それが加齢であるといわれればそれまでです．また，よくあるのが，「疾患特異的な死亡は減らせるが，総死亡は減らない」というエビデンスです．こういった結果をみると，「何で死ぬかは変わるかもしれないけれど，死ぬこと自体は変わらないのだな」と少し寂しい気持ちになるのです．

エビデンスと実臨床の違い

　研修医時代に EBM と出会い，臨床においてエビデンスを大事にすることを学びましたが，論文を読めば読むほど，論文に示されている効果と実臨床での効果の違いなどにも遭遇しました．患者さんがエビデンス通りの経過を辿らなかったり，薬を処方しても別の要因でお亡くなりになったり，患者さん自身がエビデンスの推奨通りには行動しなかったり，でも医療の現場は，そんなものですよね．

　患者の状態がよくなる時も，いろいろな要因が影響します．私たちは「薬の効果」と考えるかもしれませんが，患者は「別の要因」で治ったと感じて

いるかもしれません．規則正しい生活，健康を重視する日常行動，食事や運動，家族背景や経済的状況などなど，多くの患者自身の要素を無視して「薬のおかげでしたね」とするのは，医療者としておこがましい気がします．

　臨床現場では，薬の効能の限界を意識しながら処方しています．薬以外の要因も大いに関係するとしたら，逆に大いにそれを利用するのもよいでしょう．患者要因以外にも医療者側の他の要因もあります．例えば，処方する側が説明の際に，薬の効果についてメッセージを載せて伝えることも大事だと思います．「この薬は効く薬ですよ」「その薬，効きましたね」と医療側がその効果の期待値を付加して伝えてみると，薬効＋αの部分が生じることがあると思います．実際に無意識のうちに行っていることも多いでしょう．

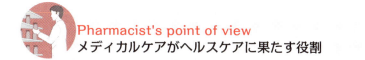

Pharmacist's point of view
メディカルケアがヘルスケアに果たす役割

スタチンの疾患先送り効果と余命

　脂質異常症も糖尿病と同様，症状がない疾患です．その治療薬も予防医療的な処方であり，年を重ねるほど予防効果は薄くなります．スタチンは心血管疾患の発症を先送りする薬なので，発症を先送りした先に余命がどのくらいあるのか，超高齢の患者さんであれば余命は少ないですし，発症を先送りする前に亡くなる可能性もあります．

　それと，健康状態の不確実性に対して，患者本人がどう感じているかは人それぞれでして，本章の症例患者のように「脳梗塞になりたくない」のであれば，その不安の解消のために「スタチンを飲みたい」となりますし，逆に健康の不確実性に無頓着な方は「いらない」となります．この辺の話を突き詰めると，感染症予防のワクチンもそうした議論が成り立ちます．予防というのは「何も起こらない」ことを目的としているので，「○○薬のおかげかどうか」はわからないのです．

　エビデンスでいえば，超高齢の方の心血管リスクの管理効果は小ないように思います．それはプラセボ効果とあまり変わらない程度かもしれません．でもプラセボ効果も加味して服用してもらうとなると，医療側としてすっきりしない部分もあります．

生活環境がヘルスケアに寄与している

　現代日本の環境自体が健康長寿に寄与しすぎていて，長生き社会です．感染症１つとってもコロナを除けば，発展途上国のような蔓延はありませんし，衛生環境もいいですし，戦争もなく健康的な社会に生きています．薬のおかげだけで，健康長寿が達成されているわけではないんですね．

　これは研究論文をここ 10 年ほど読み続けてきた結果，辿り着いた私の視野です．人の健康状態（ヘルスケア）を 100%とした場合，メディカルケアが果たす割合はそんなに多くないといった論文[9]もありますが，このことを「健康の社会的決定要因（Social Determinants of Health：SDH）」といいます．生活環境，生活習慣のほうがヘルスケアに与えている影響が大きいのではないでしょうか．

　ランダム化比較試験の論文を読んでも薬の効果量は微々たるものなんです．○○のイベント発症率を○%と下げたといっても，「SDH と比べて，どのくらいの差なのか？」となります．極論ですが，もしかしたら，薬の効果はだいたいがプラセボ効果なのかな…という感覚を覚える時もあります．

---

[9] Am J Public Health. 2014 Sep；104：S517-9. PMID：25100411.

5章

便 秘 薬
便 秘 症

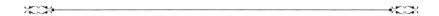

1. 症例提示 (Doctor)

症例：62歳，男性　主訴：便秘で困ってます．

【処方箋】
・酸化マグネシウム錠 330 mg　3錠/分3　毎食後
・センノシド錠 12 mg　2錠/頓用　便秘時

【経過】
　生来健康な62歳，男性．健康診断は2年前に受けており，特に問題はないといわれている．ところが最近，便秘がちになった．もともとはバナナのような普通の便がほぼ毎日出ていたが，2か月くらい前から排便回数が2〜3日に1度になった．排便時に息むことも多くなり，症状が改善しないため外来を受診された．随伴症状として，腹痛や血便・黒色便などはなく，食欲低下や体重減少は伴わなかった．
　比較的，急性に発症した便秘症状ではあったが，大腸がんを示唆するような警告症状は認めなかったため，まずは浸透圧性下剤から開始することとした．

78   5章 便秘症

【患者背景】

・既往歴：若い頃，虫垂炎手術歴あり．頻尿で1年程前から近医泌尿器科
　に通院中．昨年は健診を受けていない
・家族歴：母が大腸がんで死去
・常用薬：（併用薬）不明
・アレルギー歴：特記事項なし
・嗜好品：アルコールは飲まない，喫煙は10本/日を40年以上
・社会生活歴：妻と次女との3人暮らし．長女は近県に在住

2. 薬局窓口における薬剤師の対応

【今回の処方箋】

・酸化マグネシウム錠330 mg　3錠/分3　毎食後
・センノシド錠12 mg　2錠/頓用　便秘時

【薬歴に記載されている主な患者情報】

・62歳，男性
・初回の来局のため，薬歴情報なし

【薬剤師の対応】

　患者は処方箋を受付スタッフに手渡すと，機嫌がよくないのか高圧的な
態度でソファに腰かけた．初回の来局であったため，初回質問票への記入
をお願いしたが，記入を拒否されてしまった．そのため，薬剤師が口頭に
て質問事項の聴取を試みた．しかし，質問に対して首を振ったり，かすか
にうなずく程度の反応はあるものの，発話はほとんどなく，会話が成立し
ない．
　持参したお薬手帳は白紙であり，また他科受診や併用薬に関する詳細な

情報を得ることができなかった．併用薬について繰り返し問いかけると，**「医者には話してある」**とのことで，それ以上の回答を得られなかった．

　今回処方されている酸化マグネシウムやセンノシドは，他薬との薬物相互作用の懸念が低いこと，重篤な副作用の発現頻度は稀で，安全性も高いことから，処方通りに調剤を行い，用法・用量を中心とした服薬説明を行った．患者は終始無言で薬を受け取ると，会計を済ませて薬局をあとにした．

【薬局で聴取した患者背景】
・何を聞いても首を振ったり，うなずく程度で，会話が成立しない
・処方箋に記載されている薬剤名から便秘症と判断
・併用薬については「医者には話してある」とのこと

---

3. *Doctor & Pharmacist* 処方内容に対する医師・薬剤師の考えとその背景

［診察時における医師の考えとその背景］

　一般的に働き盛りの男性は仕事が忙しく，病院を受診する機会は少ない傾向にある．特に便秘はよくある症状であり，通常は食事調整や市販薬などを試すことが多く，診療所の外来を受診したということはそれなりに困っているのだろうと思われた．

　問診上は，特に便秘の誘因となるようなものはなかったが，62歳で新規発症の便秘という時点で大腸がんのリスクはあると考え，最低限大腸がん検診は受けたほうがよいだろうとは考えた．とはいえ，本人は何かしら薬がほしいとのことで，まずは一般的な浸透圧性下剤である酸化マグネシウムから開始することとした．

「どうしても便が出なかったら，どうしたらよいですか？」と聞かれ，仕方なく刺激性下剤を頓用処方とした．言い回しにやや高圧的な印象は受けたが，それほど便秘に困っているのであれば，もう少し精査をしたほうがよいのでは？と血液検査などを勧めたが，今日は忙しいので…と希望されず，対症療法で1か月後の再診とした．

［服薬説明時における薬剤師の考えとその背景］

慢性的に持続する便秘は，**原発性便秘**と**続発性便秘**に分けることができ，大腸機能が異常をきたすことで発症する**機能性便秘**は，原発性便秘に分類される．一方，**薬剤性の便秘**，**物理的な便の通過障害が原因で発症する器質性便秘**，**代謝障害や筋ジストロフィーなどによる便秘**は続発性便秘に分類される[1]．

続発性便秘の鑑別において，もっとも重要なことは器質性疾患の除外である．特に大腸がんなどの悪性疾患は常に念頭に置かねばならず，薬剤師としても便の形状や出血の有無等も確認できればと考えていた．しかし，患者は服薬説明中も終始無言であり，会話が成立しない状況であった．

便秘に対する薬物療法はあくまでも対症療法であり，振り返れば非薬物療法に関する情報提供も行うべきであった．しかし，良好な患者関係を築くことができず，必要最低限の説明しかできなかった．

薬剤性の便秘の可能性を疑うこともできたが，併用薬については不明であり，持参したお薬手帳は白紙であった．併用薬がないのか，単に手帳が活用されていないかの判別は困難であった．

酸化マグネシウムの有害事象として，高マグネシウム血症は軽視できない．しかし，同薬による高マグネシウム血症は，その発生頻度が低いことや，酸化マグネシウムの投与量が1gに満たないことなどを踏まえ，有害事象

---

[1] N Engl J Med. 2003 Oct 2；349(14)：1360-8. PMID：14523145.

リスクは低いものと思われた. また, センノシドも含め, 他の薬剤との相互作用リスクは低いことから, 薬学的疑義に該当する事項はないと判断した.

4. 医師と薬剤師のディスカッション
Doctor & Pharmacist

【医療機関を受診した背景と疾患の重篤度】

　「併用薬は医者には話してある」とのことだったため, 薬剤師は患者情報を得るため, 処方医に相談することとした.

薬剤師：併用薬に関する情報が得られなかったもので, 薬剤性の便秘もあり得るかなと思いました.

医　師：ああ, なるほど. 薬剤性という視点もありますね. 泌尿器科薬の抗コリン作用は便秘の原因になりますからね. 助かります. この方は他の薬は内服していなかったのです. もう1つの視点としては, この年齢層の男性はなかなか医療機関を受診したがらないところに注目しました. 働き盛りですし, 「便秘で病院に来る」ということ自体が私たちの想像より本人にとって大きなことなのかもしれません.

薬剤師：60歳を超えていますが, 現役でお仕事をされている印象でした. とてもお忙しそうでしたので, そのような方が医療機関を受診するというのは, 少し違った視点でみたほうがよいですね.

　60代前半の働き盛りで, 多忙な日々を過ごしていると思われる男性が, 便秘で医療機関を受診する機会は必ずしも多くない. そもそも便秘は非常に頻度の多い愁訴であり, 多くの場合医療機関を受診せず, 市販薬や食事療法などで対処される. 「通常受診しないような症状で受診する」ことは, 私たち医療職が想像しているよりも症状が重篤である可能性や, 過度に不

安になってしまうような心理社会的背景がある可能性を検討する．特に前者では器質性便秘の可能性に留意すべきである．慢性的に持続する便秘症状において，特に注意すべき警告症状を**表1**にまとめる[2]．

表1　慢性便秘の診断時に除外すべき警告症状（文献2より）

- 意図しない体重減少（3か月間で10%以上）
- 血便を認める
- 炎症性腸疾患または大腸がんの家族歴がある
- 便意はあっても便が出ない状態
- 鉄欠乏性貧血
- 黄疸
- 50歳以降に新規に発症した便秘症状
- 便潜血検査陽性
- 悪液質

> **医　師**：今回は「50歳以降の新規発症便秘」という警告症状には該当するのですが，本人希望を優先して差し当たり酸化マグネシウムとセンノシドを処方した次第です．

【医師と薬剤師の視点の相違】

　機能性便秘の原因は多様であり，その危険因子として高齢，女性，低食物繊維，社会経済的地位の低さ，身体活動量の低下，不安やうつ病などの不健康な精神状態や睡眠の質の低下，抗コリン作用のある薬剤やカルシウム拮抗薬などを挙げることができる[3,4]．しかし，本患者の医療機関を受診した背景，治療中の疾病や服用中の薬剤もないことなどを踏まえれば，**機能性便秘を疑う強い動機**となり得る．

---

[2] J Clin Med. 2021 Apr；10(8)：1738. PMID：33923772.
[3] Front Med (Lausanne). 2022 Feb 16；9：815156. PMID：35252254.
[4] Healthcare (Basel). 2021 May；9(5)：581. PMID：34068348.

5章 便秘薬 　83

　薬剤師は薬物有害事象に関心が向きがちであるものの，薬剤性便秘は除外診断であることに留意したい．ただし，薬剤師は患者の薬剤服用歴をレビューすることにおいて，医師よりも優れている可能性が報告されている[5]．本症例では，薬局窓口での患者情報の収集に難儀したが，薬物有害事象に関する情報について，薬剤師独自の視点で評価することは，医師の診療支援につながることだろう．

薬剤師：やはり検査などをしたほうがよいでしょうか．
医　師：今回はお忙しいとのことだったので，次回の診察時に大腸がん検診についてお勧めしてみようと思っています．

---

5. 患者来院（ディスカッションを踏まえた処方変更）
Doctor

　予想に反して患者は1週間後に診療所を再受診した．曰く，緩下剤を飲んでもなかなか排便がなく，仕方なくセンノシドを3回程服用したところ，強い腹痛と悪心・嘔吐が出現したとのことだった．

　診察すると，明らかな腹部膨満とびまん性の腹痛があり，腸閉塞を疑う所見だった．追加で問診すると，以前から排便時に血液が付着することはあったが，それほど重大な症状とは思わず，前回の受診時点では報告しなかったとのことだった．腹部X線では著明な大腸ガスとニボー像を認め大腸閉塞が疑われた．

　冷や汗を掻きながら，総合病院に緊急連絡し，大腸がんによる大腸閉塞疑いで紹介した．後日，大腸がんの大腸閉塞で緊急手術が施行されたとの報告があった．

---

[5] Am J Health Syst Pharm. 2008 May 1；65（9）：857-60. PMID：18436732.

【最終の処方箋】

・なし（総合病院への緊急紹介：後日大腸がんの手術施行）

---

6. *Pharmacist* エピローグ：薬局での対応

　初回の調剤から1か月を経過しても患者が再来局しなかったため，処方医に状況を問い合わせてみた．すると，大腸がんの大腸閉塞で緊急手術が施行されたとのことだった．むろん，その可能性を疑っていなかったわけではないが，実際の患者とのやり取りの中で，致死的な疾患の可能性を軽視していた側面は否めない．そこには，

致死的な疾患の「確率的な低さ」だけでは
語ることができないものがある．

　薬剤師と患者の適切な関係性構築こそが，適切かつ冷静な薬学的判断にもっとも重要な要素なのかもしれない．

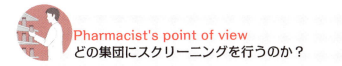

Pharmacist's point of view
どの集団にスクリーニングを行うのか？

大腸がんの検診は比較的エビデンスが確立されている

　大腸がんスクリーニングは比較的エビデンスが確立されている領域と思います．エビデンスは確立されているものの，それらの研究における被験者の在り方を検証することも大切と思います．

　一昨年のNEJMの論文[6]で大腸内視鏡検査のRCTで検査勧奨群と標準ケア群で比較すると死亡率などの差はなくて，大腸がんの発生もNumber Needed to Screen（NNS）で455人でした．検査勧奨群で実際に検査を受けた人で実際に検査した人は半数くらい．ITT（Intention-to-Treat）解析するとほぼ差がでませんでした．その理由として考えられるのは，研究のプロトコルを遵守した人が少なかったことです．スクリーニングのエビデンスは，被験者がどこまで実際に検査を受けたのか，その後のフォローもされていたか，なども含めて評価しないとあまり意味がないのかもしれません．

　また，スクリーニングをどの集団に行うのかも大事な視点です．便秘などの症状でドラッグストアに来る人では割と健康的な方が多いように思います．OTC医薬品を買い求めたり，医療機関を受診するような人はそれだけ健康に対する関心が高いということですから，むしろ健康に無頓着な方のほうが潜在的に危険な病気の可能性が高いのかもしれません．

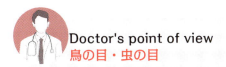

Doctor's point of view
鳥の目・虫の目

スクリーニングの先にある余命

　便秘は一般的には民間療法や市販薬で改善するような軽い症状です．しかし，本章の症例のように時に重大な基礎疾患が隠れている可能性があります．大腸がん検診は，様々ながん検診の中で有用性が報告されているスク

---

[6] N Engl J Med 2022；387：1547-56. PMID：36214590.

リーニングの1つです.

　スクリーニングは無症状の人に検査を行って疾患をみつけるという行為であり，その効果を検証するのは大変な労力です．大腸がん検診において大腸がんおよび大腸がん死亡は減らすと報告されていますが，一方で全死亡は減らさないという結果が出ています[7]．有用性が高いとされている大腸がんスクリーニングでもこのような限界があります．アウトカムで「全死亡」と大上段に構えた時に「人は皆死ぬ」という課題と向き合うことになるのかもしれません.

ミクロの経験とマクロの統計を併せて診る

　スクリーニングという行為は，集団に目を向けています．集団へのアプローチの限界は，実際に病気・疾患がみつかる方は，アプローチされた人達の中のごく一部だということです.

　スクリーニングの有用性については，費用対効果など複数の観点で検討されますが，重要な指標の1つが治療必要数（Number Needed to Treat：NNT）という統計指標です．スクリーニングの場合には NNS も使われます．有用性があるとされている大腸内視鏡検査による大腸がんスクリーニングの NNS は 455 です[6]．1人の大腸がんをみつけるために 455 人にスクリーニングを行う必要がある，逆にいえば 454 人には大腸がんはみつからないのです．こういった結果を踏まえて，目の前の患者さんと話し合うことになります.

　直接患者と接する立場にある医師も薬剤師も「鳥の目・虫の目」を持つことが重要です．マクロな視点（鳥の目）として，大腸がんスクリーニングの一般的な効果サイズの大きさや限界などの統計指標を理解しつつ，目の前の患者さんを診るミクロな視点（虫の目）では，個別性を重視し，リスクを見積もり，アプローチすることが重要です．鳥の目でみると同じような色にみえても，虫の目で近くからみると全然違うということはありますよね.

---

[7]　Cancers（Basel）. 2023 Mar 24；15(7)：1948. PMID：37046609.

6章

鎮咳薬

咳喘息

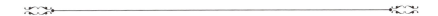

1. 症例提示 (Doctor)

症例：19歳，女性　主訴：咳が止まらない．

【処方箋】
- デキストロメトルファン錠 15 mg　6錠/分3　毎食後
- パルミコート® 200 μg タービュヘイラー　1日2回1回1吸入

【経過】
　生来健康な19歳，女性．3週間前に感冒をひいた．当初は発熱と咽頭痛に軽度の咳嗽がある程度だった．SARS-CoV-2とインフルエンザの迅速抗原検査は陰性で，アセトアミノフェンとトラネキサム酸が処方され急性期症状は改善した．しかし，咳嗽が残存したため，1週間後に再度近医を受診した．デキストロメトルファンを処方されたが症状の改善がなく，1週間後に再診したところ，麦門冬湯(バクモンドウトウ)が追加処方された．しかし，その後も咳嗽は改善しなかった．
　咳嗽は夜間に多く，喀痰はそれほど絡まない．一度咳が出てしまうとなかなか治まらず，バイトにも支障が出てしまうとのことで，当院外来を受診した．

外来でも深呼吸をすると咳嗽が発作的に出現していたが，喀痰は絡まず，胸部聴診でも喘鳴などは聴取しなかった．また，酸素飽和度の低下や呼吸数の増加はなかった．咽頭や副鼻腔の診察でも異常所見を認めず，感冒後咳嗽もしくは咳喘息の可能性があると考えた．感冒後咳嗽であれば，現行の鎮咳薬を継続するのも1つの方針とは考えられたが，本人としては新規に処方された薬が効いていない印象を持っており，薬剤変更を希望したため，暫定的に咳喘息と診断し，ブデソニドの吸入薬を処方した．デキストロメトルファンは継続したいとの希望があり，処方継続とした．

【患者背景】

- 既往歴：2年前にも咳が止まらなくなったことがあった
- 家族歴：特記事項なし
- 常用薬：なし
- アレルギー歴：季節性アレルギー性鼻炎あり（スギ花粉）
- 嗜好品：アルコールは飲まない，喫煙（Never smoker）
- 社会生活歴：両親と妹と4人暮らし．高校を卒業し大学受験浪人中でバイトをしている．ペット飼育歴なし．最近の海外渡航歴はない

2. *Pharmacist* 薬局窓口における薬剤師の対応

【今回の処方箋】

- デキストロメトルファン錠15 mg　6錠/分3　毎食後
- パルミコート® 200 µg タービュヘイラー　1日2回1回1吸入

【薬歴に記載されている主な患者情報】

- 初回の来局のため，薬歴情報なし

6章 鎮咳薬　89

【薬剤師の対応】

　患者は新規の来局であったため，初回質問票の記入をお願いした．SARS-CoV-2 とインフルエンザの迅速抗原検査は陰性とのことであったが，念のため他の患者との接触に配慮し，一般患者とは距離を置いた場所で記入をしていただくよう促した．患者はアンケート記載中もたびたび咳き込んでいた．

　初回質問票によれば，主訴は慢性咳嗽．既に，他医院にてデキストロメトルファンと麦門冬湯の処方を受けていたものの，服用後も咳嗽症状が緩和されず，別の医療機関を受診したとのことであった．新型コロナウイルス感染症に関心が高かった数年が続いたので，長引く咳嗽症状は周りの目も気になるとのことであった．バイト先では接客する機会も多く，咳き込んでしまうと周囲の視線が気になり，肩身の狭い思いをしている．

　薬剤師は，ブデソニドの吸入方法，および吸入時の留意点等に関する説明を行い，同薬が一般的な鎮咳薬とは異なる作用機序で咳嗽症状を緩和する可能性がある旨を伝えた．特に，長引く咳嗽症状では，気道の炎症のコントロールが肝要であり，適切な用法で継続的に吸入をすることで，徐々に症状が緩和される可能性がある旨を強調した．

【薬局で聴取した患者背景】
・他医療機関にてデキストロメトルファンおよび麦門冬湯が処方されていた
・季節性アレルギー性鼻炎の既往あり
・長引く咳嗽が仕事にも支障をきたしている

3. 処方内容に対する医師・薬剤師の考えとその背景
Doctor & Pharmacist

［診察時における医師の考えとその背景］

　「咳が止まらない」という主訴は，もちろん患者にとって辛い症状ではあるが，同時に医者にとってもなかなか辛い主訴である．というのも患者の期待は明確に「咳を止めてほしい」だからである．医師がどんなに鑑別を考えても，検査をしても，そんなことは正直どうでもよく，患者にとっては「咳を止めてほしい」が全てなのである．

　ところが，咳はなかなかピタッと止まらない…．感冒の治癒過程として生じる感冒後咳嗽も，マイコプラズマや百日咳などの感染症に伴う咳嗽も，慢性咳嗽をきたす逆流性食道炎や咳喘息，後鼻漏も，なかなかすっとは治らないのである．さらに肺がんや肺結核など見逃すと大変なことになる疾患も隠れている．

　咳が続いている患者の診療がうまくいくためのコツの1つは，**初診の段階からきちんと患者との関係性を築くこと**である．というのも，**診断的治療（Treatment Based Diagnosis）**といって，咳は治療反応性が診断に繋がることが多く，その過程は，時に時間がかかり，患者の協力が不可欠だからである．限られた情報の中，疾患を予測し治療を試してみる．その結果を共有し，効果がなければ，別の治療法を検討する．このプロセスを一緒に辿っていくための関係性の構築が重要なのである．

　本症例でも，処方の段階で明確な診断が付いているわけではない．これまでの「効かなかった治療」や臨床経過，症状の特徴や随伴症状などに基づいて丁寧に問診しながら，その辛さや生活への影響などを聞きだし，診断に迫っていくことが重要である．ブデソニドが全く効かない可能性はある．咳喘息の診断基準でも「咳嗽が8週間以上持続」することが診断基準の要件に含まれている．このような状況の中で，暫定的に処方した薬剤が

ブデソニドであり，患者が希望しているデキストロメトルファンも継続することが最良の選択だと思えた．

［服薬説明時における薬剤師の考えとその背景］

慢性咳嗽に対する吸入ステロイドの有効性を検証した方法論的妥当性の高いランダム化比較試験は限定的である[1]．そもそも咳嗽に対する鎮咳薬の有効性は極めて小さいことが知られている．デキストロメトルファンも例外ではない[2]．

また，ブデソニドの保険上の適用は「気管支喘息」である．これまでの病状経過や既往歴を踏まえると，気管支喘息という病名が患者の身体状態と厳密に一致するかどうかについては評価に足る情報が不足していた．また，気管支喘息か否か，という医学的問題は医師の診断の範疇であり，薬剤師による処方監査業務を逸脱している．加えて，差し当たり重要なことは気管支喘息かどうかということよりも，咳嗽症状の緩和にあるように思えたため，処方通りの調剤を行った．

一般的に，鎮咳薬の薬理学的作用機序に基づく厳密な薬効は，期待され得る効果量の15％ほどでしかなく，8割以上がプラセボ効果である[3]．薬理学的作用機序に基づく厳密な薬効が極めて小さい場合，薬をどのように説明したかで，その効果量が変化し得る．それゆえ，吸入ステロイドが咳嗽症状の緩和に役立つメカニズムや定期的に使用することの重要性を強調し，**可能な限りプラセボ効果を引き出せるような服薬説明**に注力した．

---

[1] Cochrane Database Syst Rev. 2013 Mar 28；2013(3)：CD009305. PMID：23543575.

[2] Br J Clin Pharmacol. 2008 May；65(5)：737-41. PMID：18279476.

[3] Pulm Pharmacol Ther. 2002；15(3)：303-8. PMID：12099783.

4. 医師と薬剤師のディスカッション
Doctor & Pharmacist

【慢性咳嗽に対する診断的治療】

後日，薬剤師はブデソニドの処方意図を伺おうと処方医に面会を申し入れた．

> **医　師**：咳喘息の診断は正直なところ暫定的なものなんです．この患者さんは厳密には「慢性咳嗽」の基準は満たしていませんが，慢性化していく可能性があると思っています．慢性咳嗽の場合には，治療効果によって診断を絞っていく「診断的治療」が行われることが一般的なので，暫定的に咳喘息と考えて治療を開始したという感じです．
>
> **薬剤師**：長引く咳といっても，原因は様々ですものね．咳喘息はもちろん，後鼻漏（上気道咳症候群）や胃酸逆流など，いろいろ考えられます．
>
> **医　師**：ええ．当然ながら，複数の原因が関わっていることもあり，その全てを短時間で明らかにすることは難しかったりします．その意味では，長期的なフォローを前提に，暫定的に吸入ステロイドを処方しました[4]．

プライマリ・ケアにおける慢性咳嗽の原因として，感染を契機とした咳嗽，ACE 阻害薬の服用，慢性閉塞性肺疾患，心不全，気管支炎，胃食道逆流症などを挙げることができ[5]．これらの原因を短時間で特定することは難しく，既往歴や生活習慣など，詳細なレビューを行いながら原因を探索することも少なくない．一方，丁寧な原因精査を行っても，成人の慢性咳嗽においては，その約 40% は診断がつかないともいわれている[6]．

---

[4] Pulm Ther. 2019 Jun；5(1)：11-21. PMID：32026427.
[5] J Family Med Prim Care. 2014 Jul；3(3)：207-12. PMID：25374855.
[6] F1000Res. 2020 Jul 22；9：F1000 Faculty Rev-757. PMID：32765833.

診断的治療は，診断にある程度時間が必要な場合や治療の侵襲度がそれほど高くない場合に用いられる診断方法である．急性腰痛症や咳嗽，急性腹症など，最終診断が非特異的で明確な診断にならない病態において，初期治療による振り分けを診断に用いる考え方である．「Aという薬剤の効果があるからBという診断である」という考え方はわかりやすい．

　この際に注意すべきは"自然経過"である．Aという薬剤を使用しても・しなくても自然経過で治癒する可能性はある．診断的治療を用いる場合には，この「Aという薬剤」はプラセボでも民間療法でも占いでも何でもよいのである．こういった概念を「3た論法」と呼んだりすることもある（図1）．「使った，治った，効いた」の「3た論法」は実際非常に多いのではないか？と思う．

①薬を服用した

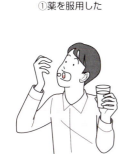

②病気が治った

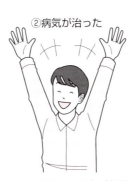

③薬が効いた

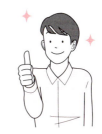

図1 3た論法には注意が必要

【咳嗽治療におけるプラセボ効果の可能性】

医　師：今回，吸入ステロイドを追加処方しましたが，正直なところ，その効果がどれほど期待できるのか，微妙なところですね．
薬剤師：慢性咳嗽に対する鎮咳薬の効果は限定的ですからね…．その意味ではプラセボ効果をどれだけ引き出せるかが肝要でしょうか．
医　師：はい．なので，デキストロメトルファンをあえて中止しませんでした．

慢性咳嗽に対する薬物療法の効果は限定的であり，その有効性を報告した質の高い研究は少ない．一方，薬物療法に期待される効果は，必ずしも薬剤固有の薬理作用に基づくものではない．

薬の効果は，薬理学や病態生理学として理解されているような生物学的要因による効果と，服薬という行為や状況によってもたらされる社会・心理的要因による効果に分けることができる．後者は薬を飲む人の背景や心理的な影響であり，これは「広義のプラセボ効果」である．薬理作用がもたらす薬の厳密な効果も，社会・心理的要因を加えた薬効感も，日本語ではどちらも「効果」といえてしまうが，英語では前者を Efficacy，後者を Effectiveness と区別することが多い．

Effectiveness にはプラセボ効果も含まれるが，あくまでも「広義のプラセボ効果」であって，そこには自然治癒や偶然の影響など，純粋なプラセボ効果とは異質な要素も含まれている．したがって，「広義のプラセボ効果」は，「純粋なプラセボ効果」と，「その他の効果」に分けることが可能であり，「その他の効果」はさらに，ホーソン効果[7]やピグマリオン効果[8]，自然経過による心身状況の変化，遺伝的要因，社会環境などに細分化できる．このように，薬の効果は多成分に分解可能な複雑な様相を呈している（図2）[9]．

---

[7] ホーソン効果とは，他者から注目されることで，労働者の生産効率が上がる効果のことである．1924 年から開始されたホーソン・ウェスタン・エレクトリック工場（米国イリノイ州）における，労働者の生産性に関する研究の中で観察された．

[8] ピグマリオン効果とは，教師の期待によって学習者（生徒）の成績が向上するという効果であり，アメリカの心理学者ローゼンタールが提唱したことからローゼンタール効果とも呼ばれる．他人から期待を持って関わられると，学業やスポーツの成績，作業効率などが高まる傾向にあることは想像しやすいと思う．薬の効果でいえば，医師が患者に期待することで患者の行動変容が起こり，結果として大きな治療効果が得られることもあり得る．

[9] 青島周一（著）．薬の現象学 存在・認識・情動・生活をめぐる薬学との接点．丸善出版，2022.

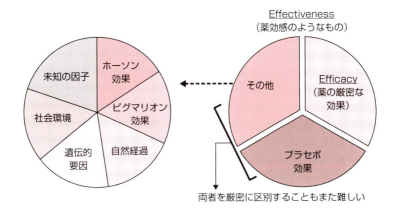

図2 薬剤効果の多因子性モデル (文献9より引用)

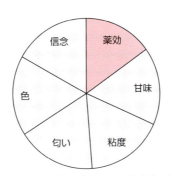

図3 薬剤効果の多因子性モデルによる鎮咳薬の効果イメージ

　薬剤効果の多因子性モデルを踏まえれば，鎮咳薬の効果は図3のようにイメージすることができる．

　鎮咳薬の有効性は，薬剤の甘味，粘度，匂いや香り，色，効果に対する信念によるところが大きく，これらの要因が複合的に作用しながらプラセボ効果を形づくっている[10]．むろん薬効以外の要因が有効性に占める割合

---

[10] Lung. 2020 Feb：198(1)：13-21. PMID：31834478.

は，人それぞれの背景特性によって変化するものである．便宜上，図3では各要因を等分して示しているが，鎮咳薬の有効性は薬理学的な作用機序で語ることよりも，プラセボ効果をもたらしている要因で語ったほうが合理的であるとさえいえる．

【非特異的効果を意識する】

薬剤師：鎮咳薬のように，薬剤特異的な効果が期待しにくい治療でも，そこにプラセボ効果のような非特異的効果を上乗せすることができれば，効果の総量としては，臨床的にも意味のある治療となり得ますよね．

医　師：診断精度を上げるだけでなく，治療の非特異的な効果を引き出すためにも患者さんとの関係性は重要ですね．

薬剤師：治療介入に期待される全効果量を特異的効果と非特異的効果に分けて考えると，おのずと薬に期待される役割が明確になってきます．

ランダム化比較試験で示された介入効果が，実際の患者で観察された治療効果と著しく異なる現象を「**有効性のパラドックス**」と呼ぶ[11]．例えば，片頭痛患者を対象に，鍼治療，偽の鍼治療，薬物療法の3群を比較して，頭痛予防に対する有効性を比較したランダム化比較試験[12]が報告されている．この研究では，3群間で片頭痛の予防効果に統計学的に有意な差を認めなかった．片頭痛予防に一定のエビデンスがある薬物療法群の効果が，エビデンスの乏しい鍼治療と同等の効果どころか，偽の鍼治療と比較しても大きな差はないという結果である．

しかし，鍼治療（偽の鍼治療も含め）と薬物療法の効果は，全体の効果量が同等であっても，特異的効果と非特異的効果の占める割合が全く異なる．すなわち，鍼治療ではプラセボ効果等による非特異的効果の割合が高

---

[11] Clin Immunol. 2018 Jan；186：82-6. PMID：28736278.
[12] Lancet Neurol. 2006 Apr；5(4)：310-6. PMID：16545747.

い一方で，薬物療法群では薬理学的な作用機序に基づく特異的な効果の割合が高いと考えられる．したがって，鍼治療や偽の鍼治療ではプラセボ効果が出やすく，全体の効果量が薬物療法と同等になった可能性（有効性のパラドックス）を指摘できるだろう．

　薬物治療においては，薬を服用することに伴う文脈的な効果もまた治療の一環であることに意識的でいたい．

5. 患者来院（ディスカッションを踏まえた処方変更）

　2週間後に患者は外来を再受診された．咳嗽はまだ少し残っているとのことだったが，一時期よりかなり改善しているとのことだった．吸入ステロイドを始めて3〜4日で咳の回数が減ったのを実感し，夜も眠れるようになった．まだ，深呼吸をすると咳は出るものの，以前よりだいぶ楽になりバイトでも支障が少ないとのことだった．

　また，デキストロメトルファンはあまり効果を実感できていなかったとのことで，今は内服していないという．

　症状の経過を伺い，治療による効果を踏まえると咳喘息の可能性はあるが，感冒後咳嗽の自然経過をみている可能性も十分あると考えた．吸入ステロイド薬のプラセボ効果は慢性時期よりも亜急性時期に大きいとの報告[13]もあり，時期的にも合致する．少なくとも吸入ステロイドの絶対適応ではないと考え，「症状が落ち着けば吸入薬も中止できますよ」と伝えた．

---

[13] Allergy Asthma Immunol Res. 2019 Nov；11（6）：856-70. PMID：31552720.

【最終の処方箋】

・パルミコート®200 µg タービュヘイラー　1日2回1回1吸入

を再度処方し，次回予約は1か月後とした．「改善していれば，受診しなくてもよいです」と付け加えた．

6. エピローグ：薬局での対応
Pharmacist

再来局した患者の処方にはデキストロメトルファンの記載がなかったため，病状経過も含めて聴取を行った．ブデゾニドの効果は実感できているとのことで，今回は吸入ステロイド薬のみ処方してもらったとのことであった．

薬剤師は前回と同様に調剤を行い，吸入薬の使用法について再説明を行った．

鎮咳薬の薬効そのものは，臨床的にはごくわずかであるか，ほとんどない

といってもよいかもしれない．しかし，長引く咳で苦しい思いをしている患者を前に，「咳止めの効果はほとんど期待できないので服用しても意味がない…」と伝えたところで，患者の状況は何も改善しない．そのような説明しかできないのであれば，薬の専門家としての存在意義は極めて小さなものになってしまうだろう．

薬剤効果の多因子性モデル（図2）を改めてみつめた薬剤師は，薬理学的作用機序に基づく厳密な薬効が極めて小さい場合，薬をどのように説明したかで，その効果がほとんど決まってしまう…という事実の重要性を再認識したのであった．

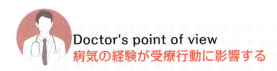
Doctor's point of view
病気の経験が受療行動に影響する

病院を受診する人たちは全体のごくわずか

　鎮咳薬は薬のカテゴリでいうと，患者さんの困りごとへの処方，すなわち対症的薬剤です．「咳は辛いので，なんとかしてほしい，とにかく咳止めを処方してほしい」というのが患者さんの強い希望です．また，デキストロメトルファンは精神科領域で過量服用する（風邪薬や咳止めなどの医薬品を大量・頻回に服用すること）人もいて，中枢性の作用があるので依存的になる患者もいます．

　医療人類学者のアーサー・クラインマン[14]は，生物医学の専門家のことを「専門職セクター」と呼びました[15]．咳が出た（症状が出た）時に専門職セクターである病院を受診する人は，実は症状のある方全体のごくわずかといわれています．たいていの方は家族や友人に相談しつつ，市販薬などで対応することも多く，こういった民間療法的な対処法は「民間セクター」とも呼ばれ，存外多いとされています．クラインマンはこのような行動を健康希求行動（health seeking behavior）と名付けています．

　東畑開人さんによれば，この健康希求行動による治療・回復は，「人間をある種の生き方へと象っていく営みである」と指摘されていることです[16]．つまり，「どのようにして病気を治したかは，その人のその後の生き方に影響する」ということなのです．民間セクターや民俗セクターで咳が治るという経験をした人は，次に咳が出た時にもまずは民間セクターでの治療を試みるだろうということです．こういったことは「成功体験」という文脈で語られることも多いので，逆にいえば，治療によるネガティブな経験もまた，その後の健康希求行動に大きな影響を与えるでしょう．

---

[14] アーサー・クラインマン（著），大橋英寿他（訳）．臨床人類学：文化のなかの病者と治療者．河出書房新社，2021．

[15] クラインマンはヘルスケアシステムの内部には，①患者の家族や友人など素人集団によって構成される「民間セクター」，②医学の専門家や中医学など，その地域で確立した医療を実践する専門家によって構成される「専門職セクター」，③整体やマッサージのように体系づけられた理論を持つ治療者によって構成される「民俗セクター」の3つがあり，人々はこの3つのセクターを移動しながら，健康維持や病気回復に努めると説いた．

[16] 東畑開人（著）．ふつうの相談．金剛出版，2023．

治療の経験と健康希求行動

本章で紹介した「使った，治った，効いた」の3た論法で治った場合，その「3た論法」の真ん中部分にどのような要素を入れたかで，その後の受療行動にも影響します．この経験は時には薬の効き方にすら影響するように思います．

また，医療者の処方行動にも同様の経験による影響があります．「あの人に効いたから，この人にも効くはず」という代理経験として，私たちの行動にも治療の経験が大きく反映されています．専門職セクターにいる人間はどうしても生物医学的で専門職的な解決を求めがちですが，他方には民俗セクターで解決される世界もあり，医療側はそういった世界についても俯瞰的視野をもって理解しておくことが大切と思います．

「咳が1~2か月治らない，薬は即効しているようにはあまり思えない，でも，医療機関を受診し続ける」といった患者さんの場合，「辛くて治らないからなんとかしてほしい」という切実な状況もあると思いますが，受診そのものが癒やしや治療になっている可能性もあります．医療機関における専門職との対話が回復の効果にもつながっているのではないかと私は思います．もちろん，こういった癒やしはむしろ専門職セクターではないところで自然発生的に起こることも多く，回復には様々な要素があることは，ある種の救いでもあります．

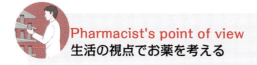

Pharmacist's point of view
生活の視点でお薬を考える

鎮咳薬はニーズがある…が悩ましい薬

咳は本人が辛いので，咳嗽薬はプラセボ効果がほとんどだとしても，ドラッグストアに来られれば薬剤師も咳止めを勧めます．2023年に医療現場で鎮咳薬が枯渇したのは，咳嗽に咳止めが処方されている証左ですし，やはりニーズがあるからだと思います．全く効果がないかというと，そうでもなさそうかなという印象はあって，薬剤師にとしては悩ましい薬です．

矢吹先生は「その人がどのようにしてその病気を治したかは，その人のその後の生き方に影響する」というクラインマンの話を紹介されましたが，咳も「市販薬を飲んだらよくなった」の背景には似たような部分があるように思います．ヴイックス ヴェポラッブも有効成分の効果に加え，親御さんがお子さんの胸のあたりにお薬を塗ってあげる（同薬のテレビコマーシャルのいちシーン）というのも大事な要素なのかもしれません．そういう個人の経験が内面化されるのですね．

人の生活との親和性

『薬の現象学』にも書きましたが[9]，民俗セクターと専門職セクターの違いは種類の差というより程度の差として捉えてはどうか…，つまり，呪術的医療と標準医療は程度の差の違いと考えてもよいのかもしれません．咳止め薬と呪術的医療と何が違うのか，薬にもエビデンスの観点とプラセボ効果の両面があるわけです．また，民間医療の中から新規エビデンスが発見されるということ自体が「医療には呪術的な側面を有している」ともいえます．

エビデンスに基づいた標準医療を突き詰めると薬の効果も含め，統計データに近くなります．でも日常生活において統計に左右されることは，天気予報とか宝くじなどは別として，あまりないのかもしれません．いわゆる民間セクターや民俗セクターの事象は統計的な要素が少ない代わりに，その人の生活になじむような言葉で語りかけてくるので，人の生活との親和性が高い．逆に統計にはその要素が少ないですよね．どこか他人事で，公衆衛生的な側面が強い．だから民間セクターの言葉のほうが，体が辛くて弱っている人には自分ごととして受け止めやすくなるのではないでしょうか．統計的にいえば，鎮咳薬の咳止め効果は少ないですが，生活という視点で考えるとどうなのか．そうした視点でお医者さんが処方箋を出すのは，ある意味優しさに通じるものがあるようにも思います．

7章

降 圧 薬

高 血 圧

---

1. 症例提示
Doctor

症例：86歳，女性　主訴：健診で血圧が高いといわれました．

【処方箋】

・レニベース®錠2.5 mg　1錠/分1　朝食後
・整形外科と泌尿器科から処方薬がある様子だが，詳細不明

【経過】

　虫垂炎と帝王切開の既往があるが，ADL（日常生活動作）は自立し，認知症もない86歳，女性．昨年に転倒を起こし，腰椎圧迫骨折を受傷して1か月ほど入院した．その後は整形外科に定期通院しながら内服薬を処方されている．

　今回，健康診断を受けたところ，血圧が高いことを指摘された．整形外科に入院していた時は，血圧はそれほど高くなかったと感じていたという．特に自覚症状はない．娘から「血圧が高いとお父さんみたいに脳出血になっちゃうよ」といわれ，確かに心配だと思い病院を受診した．

　病院では血圧は165/98 mmHgと高かったが，一般身体所見では特記すべき異常所見を認めなかった．整形外科と泌尿器科からの継続処方がある

とのことで，薬剤による影響も考慮したが，本人は降圧薬を開始したいとの希望が強かった．NSAIDs や漢方薬などによって血圧が上がる可能性を説明し，次回の来院時に内服薬を持ってきてもらうようにお願いし，今回は本人の希望を汲んで，ごく少量の降圧薬を処方し 2 週間後に再診とした．

【患者背景】

- ・既往歴：若い頃，虫垂炎手術歴あり．帝王切開 2 回あり．頻尿（時期不明），泌尿器科通院中．腰椎圧迫骨折（85 歳），骨粗鬆症
- ・家族歴：夫が脳出血
- ・常用薬：不明
- ・アレルギー歴：特記事項なし
- ・嗜好品：アルコールは機会飲酒，喫煙（Never smoker）
- ・社会生活歴：夫と死別し独居．子どもは長女が近所に住んでいる．介護保険利用はない

2. 薬局窓口における薬剤師の対応 *Pharmacist*

【今回の処方箋】

- ・レニベース® 錠 2.5 mg　1 錠/分 1　朝食後

【薬歴に記載されている主な患者情報】

- ・86 歳，女性

● 整形外科にて以下の薬剤が処方

#腰椎圧迫骨折
- ・エディロール® カプセル 0.5 μg　1 日 1 回（1 回 Cap 朝食後）
- ・アレンドロン酸錠 35 mg　月 1 回 1 回 1 錠（起床時）

・トアラセット® 配合錠　4 錠/分 4（毎食後・就寝前）
・レバミピド錠　3 錠/分 3（毎食後）
・ツムラ疎経活血湯エキス顆粒　7.5 g/分 3（毎食前）
・ロキソプロフェン Na テープ 100 mg　1 日 1 回貼付
・疼痛時屯用　ロキソプロフェン錠 60 mg　10 回分

● **泌尿器科にて以下の薬剤が処方**

＃神経因性膀胱

・塩酸プロピベリン錠 20 mg　1 日 1 回（夕食後）
・ツムラ清心蓮子飲エキス顆粒　7.5 g/分 3（毎食前）

【薬剤師の対応】

　患者は血圧が高くなってしまったことに不安を覚えた様子であった．病院診察室での血圧は 165/98 mmHg. また，医師から薬によって血圧が上がることもあると聞き，整形外科や泌尿器科で処方されている薬で血圧を上げる薬剤があるか質問があった．

　本日はお薬手帳を忘れてしまったとのことであったが，以前に確認した処方薬からの変更はないとのことであった．

　現状で，薬剤性の高血圧を疑う情報量が少なく，他科の服薬アドヒアランスへの影響を懸念した薬剤師は，その場での回答を控え，改めて主治医と相談をする旨を伝えた．エナラプリルは低用量で処方されていたが，患者には降圧薬の服薬を続ければ血圧は徐々に安定してくることを強調した．なお，稀に空咳の副作用が出る可能性について説明を付け加えた．

【薬局で聴取した患者背景】
・診察室血圧 165/98 mmHg
・薬剤誘発性の高血圧の可能性

106   7章 高血圧

3. 処方内容に対する医師・薬剤師の考えとその背景
Doctor & Pharmacist

[診察時における医師の考えとその背景]

　高齢の患者で急に血圧が上昇してきた際に，単純な本態性高血圧の悪化以外の要因も考慮する．急激な血圧上昇の背景には脳梗塞や心筋梗塞，慢性腎臓病などの動脈硬化性疾患が隠れている可能性がある．また，薬剤が影響することも稀ではない．特に甘草を含む漢方薬による偽性アルドステロン症やNSAIDsによる高血圧はしばしば経験する病態である．

　内服薬が不明だったため，正直なところ薬剤性の可能性はそれなりにあると考えつつも，内服薬の確認が十分できなかった．薬剤師さんと相談したいなと思ったが，患者本人はどうしても降圧薬を開始してほしいとの希望だった．薬剤性であれば，降圧薬を追加せず，むしろ薬剤を減らして血圧が安定する可能性もあったが，本人の希望を優先し，ごく少量の降圧薬から開始することとした．

　一般的には，血圧手帳をお渡しして血圧を評価してからの降圧薬開始が望ましいし，塩分制限や運動療法など生活習慣の改善も検討の余地があると考えたが，患者本人の不安への対応を優先した．

　一方で，正直なところ，**90歳を間近に控えた高齢者に対する降圧療法の効果**もどう考えるべきかも，また悩ましい問題だと考えている．

[服薬説明時における薬剤師の考えとその背景]

　薬剤誘発性高血圧における血圧の上昇は，主にナトリウムと体液の貯留，レニン-アンジオテンシン-アルドステロン系の活性化，血管緊張の変化，またはこれらの経路の組み合わせによって生じる[1]．

　また，本症例では薬剤性高血圧を起こし得る併用薬も多い．例えば，疎

---

[1] Endocrinol Metab Clin North Am. 2019 Dec；48(4)：859-73. PMID：31655781.

経活血湯エキス顆粒や清心蓮子飲エキス顆粒には共に甘草が含まれており，血圧上昇の一因となっている可能性がある．NSAIDs の使用もまた高血圧の危険因子として留意しておく必要があろう[2].

一方，薬剤師は薬剤性高血圧を疑うことはできても，薬剤性高血圧と診断することはできない．特に，本症例では被疑薬が他の医療機関で処方されており，薬局窓口で被疑薬を名指しすることは，同薬の服薬アドヒアランスが大きく低下する懸念もある．服薬アドヒアランス低下に起因する健康状態へのリスクを踏まえれば，現段階では薬剤性の可能性について明言することは避け，主治医と協議することが優先されるべきと思われた．

それゆえ，今回の服薬説明では用法・用量，および空咳の有害事象に関する情報提供にとどめた．

4. 医師と薬剤師のディスカッション
Doctor & Pharmacist

【漢方薬の不適切処方】

薬剤師は，エナラプリルが低用量で処方されていた意図を確認するため，他科での併用薬に関する情報提供も兼ねて処方医に面会してみることにした．

> **薬剤師**：先生，なんだかエナラプリルの量が少ないように思ったのですが…．何か意図があったんでしょうか？
>
> **医　師**：ああ，実は急に血圧が上がった原因が，泌尿器科か整形外科の処方薬による薬剤性なんじゃないかなあ，と思ってたんです．整形・

---

[2] Arch Intern Med. 1993 Feb 22；153（4）：477-84. PMID：8435027.

皮膚科系って結構漢方とか NSAIDs とかの処方が多くて，血圧上が
りやすいじゃないですか．

薬剤師：そうですよね．患者さんもそこを気にしていました．高齢者の
新規症状の原因って薬が原因のことも結構ありますよね．今回もこれ
だったみたいで…．

医　師：どれどれ？　あら〜．漢方薬が両方から処方されてますねぇ．

　ポリファーマシーが注目される中で，**潜在的不適切処方（Potentially
Inappropriate Medications：PIMs）** という概念にも関心が集まった．
一方で，漢方製剤の不適切使用に関する話題は必ずしも多くなかったよう
に思える．そのような中で，不適切な漢方使用に関する横断調査の結果が
2018 年に報告されている（**表1**）[3]．

表1　不適切な使用の可能性のある漢方薬の処方状況（文献3より）

注意して使用せねばならない「不適切な漢方」の総数	23 例（28.8%）
慢性腎臓病患者やループ利尿薬を服用中の患者に対する甘草を含有した漢方製剤	16 例（20.0%）
コントロール不良の高血圧症や頻脈性不整脈患者に対する附子を含有した漢方製剤	5 例（6.3%）
高血圧症，虚血性心疾患，排尿障害のある患者に対する麻黄を含有した漢方製剤	1 例（1.3%）
山梔子を配合した漢方製剤の数年にわたる長期投与	1 例（1.3%）
インターフェロンを投与中，もしくは肝硬変のある患者に対する黄芩を配合した漢方製剤	0 例（0.0%）

　この調査では，国立病院機構栃木医療センターの内科を受診した 65 歳
以上の 80 人が対象となった．なお，本調査における「不適切な漢方使用」
とは，日本老年医学会の『**高齢者の安全な薬物療法ガイドライン 2015**』
に基づき，具体的には以下の 5 つの基準に該当するものとしている．

---

[3] BMC Complement Altern Med. 2018 May 11；18（1）：155. PMID：29751840.

❶慢性腎臓病患者やループ利尿薬を服用中の患者に対する「甘草」を含有した漢方製剤（抑肝散，芍薬甘草湯，麦門冬湯，葛根湯，六君子湯，小青竜湯など）

❷コントロール不良の高血圧症や頻脈性不整脈患者に対する「附子」を含有した漢方製剤（八味地黄丸，牛車腎気丸など）

❸コントロール不良の高血圧症，虚血性心疾患，排尿障害のある患者に対する「麻黄」を含有した漢方製剤（葛根湯，小青竜湯，葛根湯加川芎辛夷など）

❹「山梔子」を配合した漢方製剤の数年にわたる長期投与（温清飲など）

❺インターフェロンを投与中，もしくは肝硬変のある患者に対する「黄芩」を配合した漢方製剤（柴苓湯，半夏瀉心湯，潤腸湯など）

その結果，不適切な漢方処方は 28.8% で認められ，最も多かったのは，**慢性腎臓病やループ利尿薬を服用中の患者に対する「甘草」を含有した漢方製剤**の処方（20%）であった（表1）．

とりわけ麻黄や甘草，附子などの生薬は，循環器系に対する悪影響に留意する必要があろう．同じく栃木医療センターで行われた横断調査[4] によれば，急性心不全で入院した 437 人のうち，心不全を引き起こす可能性のある漢方薬が 30 人（6.9%）で投与されていた．このうち 4 人で漢方薬との因果関係が疑われている．

本症例でも，疎経活血湯エキス顆粒と清心蓮子飲エキス顆粒の併用が行われている状態であり，配合生薬として甘草が重複している．

---

[4] J Gen Fam Med. 2020 Dec 9：22（3）：141-7. PMID:33977010.

110 7章 高血圧

【処方カスケード】

> 医　師：漢方薬も結構いろいろありますね．もちろん，使い方にもよる
> のでしょうけど，気をつけますね．
> 薬剤師：漢方薬はある意味では，それだけでポリファーマシーなので…，
> それにしても，先生，こういうのをよく気づきますねえ．
> 医　師：あ，処方カスケードですよね．慣れると結構面白いですよね．
> 症状の原因が薬かを考えて，やめてみたら症状がよくなるって，結構
> やりがいありますよ．
> 薬剤師：そうなんですね…（この先生，やっぱり少し変わってるよな）．

　薬の有害事象によりもたらされた症状が，新たな医学的問題と誤認されてしまい，その治療のために他の薬が追加で処方されることを**処方カスケード**と呼ぶ[5,6]．カスケード（cascade）とは，階段状に連なる小さな滝を意味する言葉であり，ある薬の有害事象に対処するために別の薬が処方され，追加された薬がさらなる有害事象を引き起こし，連鎖的に薬が追加されていく様相を概念化したものである．

　表2に臨床現場で遭遇し得る代表的な処方カスケードをまとめる．例えば，カルシウム拮抗薬を服用中の患者では，レニン-アンジオテンシン系薬剤を服用している患者と比較して，ループ利尿薬が追加されるリスクが1.68倍，統計学的にも有意に高い．また，追加された利尿薬によって尿酸値が上昇し，尿酸降下薬が処方されるリスクも高まるかもしれない．処方カスケードはポリファーマシーを生み出す要因の1つでもある．
　一方で，薬が新たに追加処方されたからといって，それが直ちに不適切

---

[5] Lancet. 1995 Jul 1；346(8966)：32-6. PMID：7603146.
[6] BMJ. 1997 Oct 25；315(7115)：1096-9. PMID：9366745.

7章 降圧薬 **111**

表2 臨床現場で遭遇し得る処方カスケードとそのリスク（筆者作成）

治療中の薬剤	有害事象	追加薬剤	薬剤追加の相対危険 [95%信頼区間]	PMID
コリンエステラーゼ阻害薬	頻尿	抗コリン薬	1.55 [1.39-1.72]	15824303
NSAIDs	高血圧症	降圧薬	1.66 [1.54-1.80]	8078142
チアジド系利尿薬	抗尿酸血症	尿酸降下薬	1.99 [1.21-3.26]	9291881
メトクロプラミド	錐体外路症状	ドパミン製剤	3.09 [2.25-4.26]	7500509
ACE阻害剤	咳嗽	鎮咳薬	2.2　[1.9-2.4]	20233184
カルシウム拮抗薬	浮腫	ループ利尿薬	1.68 [1.38-2.05]	32091538
ガバペンチノイド	浮腫	利尿薬	1.44 [1.23-1.70]	34118076

表3 処方カスケードの分類（文献7より筆者作成）

処方カスケードの分類	概要
意図的な処方カスケード	有害事象の原因が，薬に関連するものであると認識され，その有害事象に対処するために新たに薬が処方されるケース
非意図的な処方カスケード	有害事象の原因が，薬に関連するものであると認識されず，新たな病状や基礎疾患の悪化として誤認され，その病状を治療するために新たに薬が処方されるケース
適切な処方カスケード	薬を追加することで，リスクを上回るベネフィットを期待できるケース．適切な処方カスケードは常に意図的な処方カスケードである
不適切な処方カスケード	薬を追加することのリスクが，期待できるベネフィットを上回るケース．問題のある処方カスケードは，意図的なものと非意図的なものが混在する

な処方というわけではない．また，仮に処方カスケードが疑われるのだとしても，薬の追加処方により得られるベネフィットが，追加された薬の有害事象リスクを上回る場合には適切な薬物療法といえるかもしれない．つまり，処方カスケードといっても，**適切な処方カスケード**と**不適切な処方カスケード**があり，また薬の副作用であることを認識したうえで，薬を追加処方している**意図的な処方カスケード**と，そうでない**非意図的な処方カスケード**がある（**表3**）[7]．

---

[7] J Am Geriatr Soc. 2019 May；67（5）：1023-6. PMID：30747997.

例えば，認知症と前立腺肥大症を有する患者に対してコリンエステラーゼ阻害薬が投与されており，前立腺肥大症の悪化により頻尿が生じていたとしよう．この場合，医師が頻尿症状を過活動膀胱と診断した場合には抗コリン薬が投与されることになる．これは**非意図的かつ不適切な処方カスケード**といえるかもしれない．一方で，医師が前立腺肥大症の悪化と診断した場合には，α遮断薬が投与されるかもしれない．これは**適切な処方カスケード**と考えることができ，当然ながら**意図的な処方カスケード**である．

【超高齢者の降圧療法】

医　師：もう1つ，少しモヤモヤしていたのが超高齢者の降圧なんだよね．86歳でしょう．むしろ血圧が低いほうが，寿命が短かったみたいな報告もありますよね[8]．

薬剤師：超高齢者の方，増えてますもんね．80代はむしろまだ若手な感じすらしますね．

医　師：確かにそうですね．まだまだ元気そうだし，年齢だけで治療しないってのも乱暴ですね．

薬剤師：高齢者の降圧療法を検証した研究って，それほど多くないですからね．

80歳を超えるような超高齢者に対する降圧療法の有効性を検証したランダム化比較試験は限られている．ただ，2008年に報告されたHYVET試験[9]では，超高齢者であっても降圧療法の有用性が示されていた．

一方，高齢者の降圧治療を考えるうえで押さえておくべきは，年齢，血圧，脳卒中死亡の関連性である．一般的に，加齢と共に血圧は上昇し，脳卒中死亡のリスクも高まるが，脳卒中死亡をもたらす要因に対する高血圧

---

8 Eur Heart J. 2019 Jul 1；40（25）：2021-8. PMID：30805599
9 N Engl J Med. 2008 May 1；358（18）：1887-98. PMID：18378519.

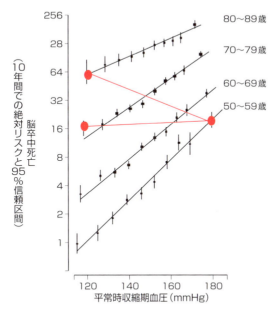

図1　年齢別の収縮期血圧と脳卒中死亡の関連 (文献10より作成)

症の影響は，加齢と共に小さくなる．

　血圧と死亡率に関する観察研究61件のメタ分析[10]によれば，10年間の脳卒中死亡リスクは，50～59歳の収縮期血圧180 mmHgと比較して，70～79歳の血圧120 mmHgとほぼ同等であり，80～89歳の血圧120 mmHgでは4倍高いことが示されている（図1）[10]．

　つまり50代の高血圧症と，70代の高血圧症，80代の高血圧症では，将来予後に与える薬物治療のインパクトが異なる．高齢者といっても，その予後因子は個別性が高く，ランダム化比較試験で有益性が示されているからといって，全ての高齢者に対して積極的な降圧療法が有益とは限らない

---

[10] Lancet. 2002 Dec 14；360(9349)：1903-13. PMID：12493255.

ことに注意したい.

　一方で，血圧という目にみえやすい健康指標は，患者にとって関心度の高いアウトカムでもある．一般的に，血圧値は代用のアウトカム（surrogate outcome）として扱われることが多いものの，アウトカムに対する価値や重要性は患者個別の文脈や，将来予後に対する不確実性の程度に配慮する必要がある[11].

5. 患者来院^{Doctor}（ディスカッションを踏まえた処方変更）

　患者は2週間後に来院した．血圧手帳を確認すると，毎日朝晩の血圧がびっしりと記入されていた．「真面目に付けてみました」と笑顔でお話しされる患者と一緒に数値を確認したところ，自宅血圧は140-150/90-100 mmHg前後だった．
　「少しは下がったんですよ～」といいつつ，そういえば…と整形外科・泌尿器科の薬剤についてお薬手帳をみせてくれた．それぞれの診療科から甘草を含んだ漢方薬が処方されていた．

　整形外科の通院の話を伺うと，腰の痛みは最近落ち着いていること，漢方薬の効果はよくわからないとのことだった．頻尿については，薬を飲んでも全然効果がないそうだ．患者本人に，漢方薬の常用が血圧上昇に繋がることがあることを説明した．もしそうなら漢方薬の調整をしたいとの希望があり，特に整形外科から処方されている「疎経活血湯」は飲み忘れることもあるとのことだった．

---

[11] J Clin Epidemiol. 2022 May；145：174-8. PMID：35041971.

整形外科の主治医の先生には，自分で伝えることは難しいとのことだったので，診療情報提供書を作成し，いったん休薬することが可能かをお伺いすることとなった．降圧薬は差し当たり同量での継続処方とした．

【最終の処方箋】
・レニベース®錠2.5 mg　1錠/分1　朝食後

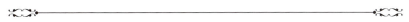

6. *Pharmacist* エピローグ：薬局での対応

　再来局した患者に話を伺うと，エナラプリルの服用を開始後，空咳などの副作用は認めなかったとのこと．また，漢方薬の有効性には個人差が大きい傾向にあることを合わせて説明した．

　患者は血圧手帳を嬉しそうにみせてくれた．血圧が少し下がったことに安堵した様子であった．薬物治療のアウトカムとして，「真のアウトカム/代用のアウトカム」という区分は有名であるが，一方で両者の境界は不鮮明である．「真」と「代用」の区別は，時に

種類の差ではなく程度の差

なのだと，薬剤師はそう思うのであった．

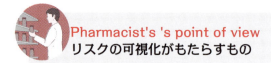

Pharmacist's 's point of view
リスクの可視化がもたらすもの

降圧薬にも現状維持バイアスが生じる

　85〜90歳くらいの超高齢の方は，平均的な死亡曲線でみれば死亡率が一番に高い年代です．医療的な介入をしても最終的にはお亡くなりになられます．血圧値をコントロールしてリスク管理をしても，他の年代に比べれば圧倒的に死亡率が高く，血圧管理にあまり意味合いをみいだせないというのが率直なところかと思います．だからこそ現状維持バイアスで臨床イナーシャとなると思います（1章）．

数値に一喜一憂しないことも大切

　ですが，血圧は患者自身や家族が測定できるので，リスクが可視化されやすく，どうしても血圧管理を目標としてしまうのですね．いわば，血圧下げたい病です．もちろん体の状態を数字で測れるようになったことは医学の進歩であり素晴らしいことですが，そのことによって苦しくなってしまう人もいるので，その点は矛盾を感じます．

　最近はウェアラブルデバイスなども登場してきて，いろいろなものがセンシングされる世の中ですが，果たしてそのことが豊かさにつながるかと考えると少し悩みますよね．スマートウォッチなどで日々の体の数値が如実となると，國分功一郎先生の『中動態の世界』[12]のカツアゲの比喩ではありませんが，数値で脅して，本人の意志とは関係ないところで，自発的に医療に関心を向けさせるといった強制力がセンシング技術にはあると思います．

　さらに「血圧手帳」もあり，毎日朝と晩に測ります．患者さんから手帳をみせてもらうこともありますが，薬剤師としては，「あまり数値に一喜一憂しなくても大丈夫ですよ」などのメッセージは伝えるようにします．

---

[12] 國分功一郎（著）．中動態の世界 意志と責任の考古学．医学書院，2017．

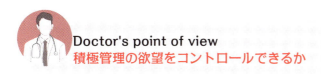
Doctor's point of view
積極管理の欲望をコントロールできるか

衆人環視の中の処方箋
　血圧の自然経過をみてみると，基本的には加齢と共にだんだん上がっていくのがわかります[13]．「血圧が高いうちはお迎えはまだまだ先ですよ」と，患者さんに話すこともあります．個人差はありますが，80歳を超えると，血圧が下がってくる方もいます[14]．糖尿病や脂質異常症も高血圧症も同じく，症状がない症候群なわけですが，糖尿病や脂質異常症と違うのは，血圧は患者や家族も測定可能だということです．専門職でなくてもリスクを測定できるため，衆人環視が可能ということになります．これは良し悪しです．
　「血圧が高いことがよくないこと」という考えは多くの方が認識しています．「血圧が180あっても大丈夫ですよ」とは，医師や看護師，ヘルパーなどは口がさけてもいえません．逆に「高いですから病院に行ってください」といわれてしまいます．施設だと，入浴前に計測して「今日はお風呂やめましょうね」といわれるかもしれません．さらには家族も高血圧をそのままにはしてくれません．まさに衆人環視的な構造になっています．

　高齢の方で，普段あまりやることがないので血圧測定を頑張ってしまう人もいます．「そこまで管理しなくてもいいんだけどなぁ」と逆に心配になります．高血圧患者は衆人環視的な状況の中にありますから「血圧管理をしなくていいので，薬は出しません」という結論にはしづらいのです．むしろ周囲から「先生，こんなに血圧が高くて大丈夫ですか」と聞かれ，患者さんから「このままだと脳梗塞が心配です」といわれ，自然の流れとしてどうしても血圧管理しようという流れになってしまいます．

リスクを提示して行動変容させる社会
　健康至上主義社会では体の状態が数値化・可視化されることで，日々の細かいリスクがわかるようになっています．例えば，採血をしなくてもスマートウォッチなどで，脈拍や酸素飽和度，血糖値がわかったりすると，リスク意識がより身近になります．そのことが人々の幸せにつながるとよいのです

---

[13] Front Endocrinol (Lausanne). 2022 Nov 11：13：1035890. PMID：36440203.
[14] Int J Cardiol. 2019 Dec 1：296：141-8. PMID：31443986.

が，よい面だけではないと思います．「数値を知りたい」という欲求もあるので，「知ることで幸せになっている」と感じる人もいれば，逆に「数値に縛られず生きることが幸せ」と考える人もいます．知りたいのに知ることができないのは気の毒，知りたくないのに知らされるのも辛い，知らなきゃ幸せだった，というケースもあるでしょう．

　最近の論文で無症候性の心房細動を検知する研究があり，同じようなテーマを扱っていましたが[15]，体内植込み型デバイスで検知したごく短時間の不整脈をどう扱うべきかが議論されています．本人は無症状で自覚はないのですが，抗凝固薬を使ったほうが脳卒中や全身塞栓は少ないというエビデンスが出てきており[16]，早期発見推奨という流れになっていくのかもしれません．

　医療の進歩で幸せになることがたくさんある一方，いろいろな情報が監視される社会になってきています．今のところ「その情報をどう扱うべきか」は示されていません．血圧は原始的な管理のモニター値ですが，そのローテクな値ですら医療者は管理しきれていないのに，さらにたくさんの情報が入ってくれば情報に押しつぶされてしまうなぁと思うのです．そして，このようなリスクを可視化し，人々の目の前にチラつかせて行動変容を迫る社会は，國分功一郎先生の提唱する「カツアゲ構造」を持った社会だなと改めて実感するところです．

---

[15] N Engl J Med. 2022 Aug 11；387(6)：565-7. PMID：35947715.
[16] N Engl J Med. 2024 Jan 11；390(2)：107-17. PMID：37952132.

8章

解熱鎮痛薬

片頭痛

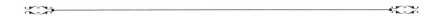

1. 症例提示 (Doctor)

症例：32歳，女性　主訴：頭痛，めまい，吐き気がします．

【処方箋】

・ロキソニン®錠 60 mg　1錠/頓用　頭痛時 15回分

【経過】

　もともと頭痛持ちの32歳，女性．頭痛自体は高校生の頃からあったが，市販の頭痛薬を内服すると改善していたため，医療機関は受診していなかった．数年前に**月経前症候群**と診断され，低用量ピルを処方されるようになってから，頭痛頻度は軽減していたが，この半年くらいでまた頭痛の頻度が多くなった．再度，市販の頭痛薬を飲むようになったが，今回は症状の改善は乏しかった．一度強い頭痛発作があり，救急外来を受診して頭部CTを撮ってもらったが異常はなく，2～3日で疼痛が軽減したとのことだった．産婦人科の先生から「一度内科を受診したらどうか？」と勧められ外来を受診された．

頭痛の性状を確認すると，特に前兆や前駆症状はなく，休みの日などにソファで休んでいると痛みが強くなっているとのことだった．痛みは両側性の拍動性頭痛で吐き気を伴うこともあり，症状が出ると連休が潰れてしまうことも多く，市販薬の効きも少しわるくなってきている印象があるとのことだった．低用量ピルを内服している患者の頭痛であり，静脈洞血栓症なども考慮し，頭部 MRI/MRA/MRV まで撮像したが異常所見を認めなかった．

「前兆のない片頭痛」と考え，片頭痛についての情報提供を行った．食事や仕事，ストレスや睡眠，月経など日常生活が頭痛出現に関連する可能性があること，頭痛が起きる生活状況を一緒に探しながら，できる限り頭痛発作が起きない生活を目指すこと，薬物乱用頭痛についてお伝えしつつ，頭痛日誌を付けてもらうようにお話しした．今回はロキソプロフェンを頓用で処方し1か月後の再診とした．

【患者背景】

- 既往歴：26歳に月経前症候群/月経困難症．産婦人科に通院し低用量ピルを処方してもらっている
- 家族歴：母も姉も頭痛持ち
- 常用薬：市販の頭痛薬
- アレルギー歴：アトピー性皮膚炎
- 嗜好品：アルコールは機会飲酒，喫煙は 10 本/日を 10 年程度
- 社会生活歴：独身で1人暮らし．事務仕事でデスクワークが多い

2. 薬局窓口における薬剤師の対応 *Pharmacist*

【今回の処方箋】

・ロキソニン®錠 60 mg　1 錠/頓用　頭痛時 15 回分

【薬歴に記載されている主な患者情報】

・初来局のため，薬歴情報なし

【薬剤師の対応】

　頭痛にて受診したとのことであった．頭痛は 10 代の頃からであり，これまで市販薬で様子をみてきた．ただ，ひどい頭痛時には「頭を取り外したい」ほどの症状が出るとのことであった．

　薬物乱用頭痛について医師から説明を聞き，できれば薬に頼りたくないという思いが強まったという．

　頭痛の原因は生活環境も含め，多岐にわたることを説明した．差し当たりは頭痛日誌を継続することで，日常生活における頭痛の要因を探す手掛かりになる可能性を強調した．

【薬局で聴取した患者背景】

・10 代発症の頭痛．時に「頭を取り外したい」ほどの症状
・できれば非薬物療法を希望

---

3. 処方内容に対する医師・薬剤師の考えとその背景
Doctor & Pharmacist

［診察時における医師の考えとその背景］

　頭痛患者の初回診療であり，これまでの症状の経過を丁寧に伺った．片頭痛の診断は国際頭痛分類の診断基準（図1）[1] を参考に行った．

　この患者では，頭痛発作は頻回で，拍動性かつ重度の頭痛で日常生活に支障が出ること，悪心を伴うことがあること，他の鑑別診断はある程度除外されていることから，「前兆のない片頭痛」と診断した．

　片頭痛の場合は，患者自身の病態理解や状況把握が重要である．頭痛日誌などの導入によって片頭痛の病状を客観的に確認し，頭痛が起こるきっ

図1　前兆のない片頭痛の診断基準（国際頭痛分類第3版（ICHD-3）日本語版；p.3-4 より）

A. B〜Dを満たす頭痛発作が5回以上ある（注❶）
B. 頭痛発作の持続時間は4〜72時間（未治療もしくは治療が無効の場合）（注❷，❸）
C. 頭痛は以下の4つの特徴の少なくとも2項目を満たす
　　① 片側性
　　② 拍動性
　　③ 中等度〜重度の頭痛
　　④ 日常的な動作（歩行や階段昇降など）により頭痛が増悪する．あるいは頭痛のために
　　　日常的な動作を避ける
D. 頭痛発作中に少なくとも以下の1項目を満たす
　　① 悪心または嘔吐（あるいはその両方）
　　② 光過敏および音過敏
E. ほかに最適なICHD-3の診断がない

注：
❶ 1回あるいは数回の片頭痛発作を症候性の片頭痛様発作と鑑別することは時に困難であると考えられる．また，1回あるいは数回の頭痛発作では特徴を把握することが難しい場合もある．したがって，発作を5回以上経験していることを診断の要件とした．発作回数が5回未満の例は，それ以外の1.1「前兆のない片頭痛」の診断基準を満たしていても，1.5.1「前兆のない片頭痛の疑い」にコード化すべきである．
❷ 片頭痛発作中に入眠してしまい，目覚めたときには頭痛を認めない患者では，発作の持続時間を目覚めた時刻までとみなす．
❸ 小児および思春期（18歳未満）では，片頭痛発作の持続時間は，2〜72時間としてもよいかもしれない（小児においては未治療時の発作持続時間が2時間未満でありうることのエビデンスは未だ立証されていない）．

かけや生活状況，経過や対処法などを把握することができると判断し，頭痛日誌を付けてもらうようにお願いした．

急性発作時の対応として，トリプタンと NSAIDs が候補として考えられたが，特に NSAIDs の禁忌となるような基礎疾患はなく，まずは NSAIDs 頓用から開始してみることとした．

［服薬説明時における薬剤師の考えとその背景］

頭痛がもたらす生活への障害度は，客観的な指標のみならず，患者自身の報告に基づく情報も重要である．頭痛の発症には多数の心理的要因が併存していることも多く[2]，行動的または認知的な治療法が有益な場合も多い．とはいえ，慢性的な片頭痛においては，「心理的」要因と「身体的」要因の間の相互作用が複雑であり，容易に区別できるものではない[3]．例えば，ストレスは片頭痛の原因になり得るが，頭痛もまたストレスの原因になり得る．

また，慢性的な頭痛は大うつ病性障害と関連していることが知られている[4]．さらに，片頭痛患者は，片頭痛のない集団と比較して，孤独感が高く，社会的サポートの低さを感じているとの報告もある[5]．

本症例では，長時間のデスクワークや 1 人暮らしという生活環境から，ストレスや孤独感の強まりが頭痛の発症と関連している可能性はあり得るだろう．頭痛と関連する多様な背景因子を把握するうえでも，頭痛日誌は有用であろうと思えた．

---

[1] 日本頭痛学会・国際頭痛分類委員会（訳）．国際頭痛分類 第 3 版．医学書院；p. 3-4, 2018.

[2] J Headache Pain. 2012 Nov；13(8)：595-606. PMID：23001069.

[3] Ann Indian Acad Neurol. 2012 Aug；15（Suppl 1)：S78-S82. PMID：23024569.

[4] Neurology. 2007 Jan 9；68(2)：134-40. PMID：17210894.

[5] Cephalalgia. 2021 Dec；41(14)：1437-46. PMID：34256651.

4. 医師と薬剤師のディスカッション

Doctor & Pharmacist

　調剤を終えてから1週間後，処方医から患者の頭痛日誌を一緒にみてほしいと連絡があった．頭痛日誌は4週間分の指示であったが，次回の診察までに状況を把握するため1週間分をクリニックにFAXするよう患者に依頼していたという．

【頭痛日誌】

・**日付：2023年07月01日（水曜日）**

　①頭痛の発生日時：10：30 AM

　②頭痛発生時の状況：デスクワーク中

　③頭痛の症状の度合い：中等度

　④原因と思われる生活環境：前日の夜遅くまで仕事をしており，睡眠不足だった

　⑤その他気が付いたこと：コーヒーを飲みロキソプロフェンを飲んだら収まった

・**日付：2023年07月02日（木曜日）**

　①頭痛の発生日時：頭痛なし

　②頭痛発生時の状況：－

　③頭痛の症状の度合い：－

　④原因と思われる生活環境：－

　⑤その他気が付いたこと：－

・**日付：2023年07月03日（金曜日）**

　①頭痛の発生日時：頭痛なし

　②頭痛発生時の状況：－

③頭痛の症状の度合い：－

④原因と思われる生活環境：－

⑤その他気が付いたこと：－

・日付：2023 年 07 月 04 日（土曜日）

①頭痛の発生日時：11：30 AM

②頭痛発生時の状況：家でくつろいでいた時に頭痛が出た

③頭痛の症状の度合い：中等度

④原因と思われる生活環境：特定の原因は思い当たらない

⑤その他気が付いたこと：ロキソプロフェンを服用すると頭痛は収まった

・日付：2023 年 07 月 05 日（日曜日）

①頭痛の発生日時：2：00 PM

②頭痛発生時の状況：買い物中のショッピングモール

③頭痛の症状の度合い：軽度

④原因と思われる生活環境：買い物中の混雑とストレスが原因かもしれない

⑤その他気が付いたこと：買い物を中断して静かな場所で休憩したら頭痛が収まった

・日付：2023 年 07 月 06 日（月曜日）

①頭痛の発生日時：3：30 PM

②頭痛発生時の状況：職場でデスクワーク中

③頭痛の症状の度合い：中等度

④原因と思われる生活環境：月曜日で忙しく，デスクワーク中の姿勢や目の疲れが影響しているのかもしれない

⑤その他気が付いたこと：夕方にコーヒーを飲みロキソニンを服用したら頭痛が落ち着いた.

【曜日と片頭痛の関連性】

薬剤師：週末になると頭痛が出るという経験は私にもあります. やはり月曜日の心理的なプレッシャーは大きいですよね.

医　師：片頭痛と曜日の関連については，土曜日に発生する頻度が高いという報告もありますね[6,7]. 一方で，日曜日はそれほど多くなかったりします[8]. 実は片頭痛は，緊張からの解放で一気に増悪することもあるのです.

薬剤師：片頭痛の発作が土曜日に現れることが多いということは，患者さんの生活習慣というよりはむしろ，平日から週末に向かう生活環境の変化が頭痛の要因ということなんでしょうか.

医　師：頭痛が生じる原因はいろいろあって，単純な因果関係ではないと思いますが，週末にかけてのストレス軽減，それとカフェインの摂取量の変化などが関連している可能性はありますよね.

薬剤師：確かに平日は仕事を忙しくされて，コーヒーもよく飲んでいるようですが，土日は仕事から離れてプラベートな時間をちゃんとつくっているようにもみえます.

　ストレスの定義は時代や文献によって異なるが，一般的には，ストレッサー（外部刺激）に対する心身の反応として定義できる[9]. これには，生活に対する脅威や課題，物理的もしくは心理的障壁に対する身体への影響

---

[6] Acta Neurol Scand. 2019 Apr；139(4)：340-5. PMID：30636039.
[7] J Headache Pain. 2021；22(1)：76. PMID：34281500.
[8] Cephalalgia. 2007 Apr；27(4)：343-6. PMID：17376111.
[9] J Headache Pain. 2021；22(1)：155. PMID：34930118.

を含む．一般的にストレスと頭痛の発症には明確な因果関係があると考えがちだが，実際には頭痛がストレスの原因となっていたりと，その発現プロセスは単純でない[9]．

薬剤師：職場要因と頭痛の関連性を検討した研究が報告されていました[10]．小規模企業 18 社に雇用されていた 1,076 人を対象とした横断調査ですが，回答者 1,044 人のうち，509 人（48.8%）が頭痛に悩まされていると報告していたようです．

医　師：頭痛に悩まされている方は多いですよね．その辺はとても実感します．

薬剤師：頭痛と関連する背景因子としては，**女性であること，押しつけがましいリーダーシップ，睡眠障害**とのことです．

医　師：職場環境が頭痛に与える影響は小さくなさそうですよね．ところで，この方は**月経前症候群**の診断を受けているようなので，その関連はどうでしょうかね．

【月経前症候群と頭痛の関連】

月経前症候群とは，月経前 3〜10 日の黄体期に続く精神的あるいは身体的症状で，月経初来と共に減退ないし消失するものをいう．主な症状は表1の通りだが，重度の月経前症候群の有病割合は**5〜8%**である[11]．

---

[10] Int J Environ Res Public Health. 2022 Mar；19(6)：3712. PMID：35329399.

[11] BMJ Clin Evid. 2015 Aug 25：2015：0806. PMID：26303988.

表1 月経前症候群の女性でよく報告される症状（文献11より）

精神症状	イライラ，憂鬱，泣く/涙が出る，不安，緊張，気分のむら，集中力の欠如，混乱，物忘れ，非社交性，落ち着きのなさ，癇癪/怒り，悲しみ/憂鬱，孤独
行動症状	疲労，めまい，睡眠/不眠症，効率の低下，事故を起こしやすい，性的関心の変化，エネルギーの増加，倦怠感
身体症状	頭痛/片頭痛，乳房の圧痛/痛み/痛み/腫れ，背中の痛み，腹痛，全身痛
	体重増加，腹部の膨満感またはむくみ，腕や脚の浮腫，水分貯留
食欲の症状	食欲の増加，食べ物への渇望，吐き気

> **医　師**：月経前症候群と片頭痛の関連性についてもいくつかの報告があって，月経開始の2日前から月経3日目までに片頭痛発作を起こす人が多いみたいです[12].
>
> **薬剤師**：頭痛日誌をみる限り，月経の時期との相関性はあまりなさそうです.
>
> **医　師**：もう少し日誌のデータが蓄積しないと判断は難しそうですが，もし，月経時期と頭痛の発生に相関性があるのなら，鎮痛薬の乱用リスクが高くなるといわれています[13]. 次回の診察で確認してみます.

5. 患者来院（ディスカッションを踏まえた処方変更）
Doctor

患者は前回受診から4週間後，予定通りに外来を受診された.

頭痛の頻度は週2日程度と頻度は多い様子だった. 曜日は週末に決まっているわけでもなさそうで，月経との関連もあまりはっきりしなかった.

---

[12] Neurol Sci. 2012 May：33 Suppl 1：S111-5. PMID：22644184.

[13] Neurology.2021 Oct 26：97（17）：e1661-71. PMID：34493613.

ただし，頭痛がある時の症状を頭痛日誌に記載するようになって，なんとなくキーンと耳鳴りのような症状が出る時があることに気付いた．ためしに耳鳴りが出たタイミングでロキソプロフェンを内服したところ，頭痛がそれほど悪化せずに落ち着いたとのことだった．
　また，頭痛が出た時も以前は仕事を続けたりしていたが，会社の上司に頼んで休憩室で休ませてもらうようにしたところ，以前よりは持続時間が短くなっているという．

　受診直前の1週間では，頭痛が出る前兆が理解でき，出た時の対応も痛み止めを飲んで休むという対応ができるようになってきており，以前よりも自分自身で頭痛に対する対処ができるようになったと感じていた．
　頻度としては，予防薬も検討する状況ではあったが，対処方法がみえてきたとのことで，もう一度同様の処方を希望されたため，同じ処方を継続とした．頭痛日誌は続けてもらうこととした．

【最終の処方箋】
・ロキソニン®錠　60 mg　1錠/頓用　頭痛時15回分

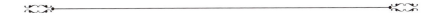

6. エピローグ：薬局での対応 *Pharmacist*

　前回と同じく，ロキソプロフェンの屯用指示が記載された処方箋を手に来局した患者は，いくぶんか表情が和らいていたように思えた．薬を手渡しながら状況を伺うと，頭痛日誌を付けたことで，ロキソニンを服薬する

タイミングが明確になり，症状をうまくコントロールできそうだとのことであった．仕事での緊張状態はこまめに解きほぐし，適度に休息をとることは頭痛の緩和につながる可能性を強調した．

　頭痛日誌について，スマートフォンアプリなどを活用する方法について紹介したところ，ぜひ利用してみたいとのことであった．スマートフォンアプリであれば，記録が簡便になるだけでなく，記録された情報を表やグラフで視覚化できる．

どのようなタイミングで頭痛が起きているのか…？

　アプリケーションを利用して詳しく調べてみたいという前向きな返答をいただけた．

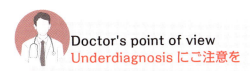
Doctor's point of view
Underdiagnosis にご注意を

片頭痛は若い女性に多い

片頭痛は基本的に若い方の病気です．性差も明確で，女性に多いのが特徴です．その1つの要因は月経との関連であり，閉経後の片頭痛は少なく，片頭痛が高齢者でそれほど多くないのもそういった特徴を表していると思います．片頭痛の発症は，月経発来期である中学校や高校などの10代に多く，閉経後には片頭痛の頻度が収まってくるというライフコースです．

興味深いのは自らが片頭痛であることに気づいていない人が多いことです．例えば，40歳になってはじめて片頭痛と診断される方がいたとして，話を詳しく聞いてみると実は10代の頃から頭痛はあったが，これまで診断されたことがなかっただけだったということも少なくありません．片頭痛の方は家族も片頭痛持ちで，頭痛があるのは日常的でみんなそんなものなのではないか？と思っている方が多いです．小さい頃から家族も頭痛でロキソプロフェンを飲んでいたりすると，それが「普通」になってしまい，病気という自覚がないのも，受療行動が遅くなる1つの要因です．

片頭痛は Underdiagnosis が多い慢性疾患であり，「専門職セクター」に行く前の段階で OTC などで対処したり，症状を我慢していることが多いのです．

診断名が付くということ

診断名が付くことには，正の面と負の面，両方あると思います．診断が付くと疾患の予測が立てられ，必要な治療や対処法が明らかになるのはよい点です．片頭痛でいえば，閉経までは続き，その後は改善するなどの疾患のライフコースに基づいた対処が可能ですし，適切な生活指導や薬物療法の選択も可能です．

逆に「診断名が付く」ことで，「スティグマ[14]」が生じる可能性があります．精神疾患名などでは差別的な印象を受けるかもしれませんし，例えば，てんかんが判明すると車の運転はできないなどの支障が出ることもあります．病名を付けることに医療側が躊躇することもあるのです．

---

[14] 個人の持つ特徴に対して，周囲から否定的な意味づけをされ，不当な扱いことを受けることなど．

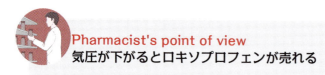
Pharmacist's point of view
気圧が下がるとロキソプロフェンが売れる

受診しない方が多い

　頭痛の発生原因にもよるかとは思いますが，本人が頭痛に関心がある時はすごく頭痛が気になるようです．実際，薬局窓口に頭痛持ちの方が来られたことがあるのですが，その際は「頭痛日誌」のことを説明したのです．しばらくしたら頭痛の話を全くしなくなったので状況を聞いたところ，「最近は全然大丈夫なんです」という返事でした．時間経過と共に頭痛への関心の移ろいがあるのか，不眠と頭痛はタイプ的に似た感じがします．

　鎮痛薬のニーズはドラッグストアでも多くて，ロキソプロフェンとか売れ筋です．やはり若い方が多く，普通に仕事をされていて，医療機関にかかっている暇がない人が多いです．仕事終わりの夜7～8時とかに買いにいらして，購入頻度も多く，頭痛外来などを勧めても「行く時間がないのです」みたいな感じの方がほとんどです．片頭痛で受診するという感覚があまりないのですね．

　あとは台風前とか，低気圧で頭痛が発生することもありますよね．気圧が低下するとロキソプロフェンが売れるというエビデンスもあります[15]．

---

[15] Int J Biometeorol. 2015 Apr；59(4)：447-51. PMID：24943052.

9章

骨粗鬆症治療薬

骨粗鬆症

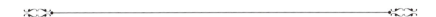

1. 症例提示(Doctor)

症例：70歳，女性　主訴：特にありません．

【処方箋】
・アレンドロン酸錠35 mg　1錠　週1回

【経過】

　生来健康な70歳，女性．初めて受けた人間ドックで骨密度を測定したところ，骨粗鬆症の疑いがある（YAM 76％）とのことで，外来を受診された．特に自覚症状は何もない．この頃は夫婦で散歩するのが定期的な運動になっている．

　最近，妹が転倒して大腿骨を骨折して手術を受けた．妹はその後骨粗鬆症と診断され，骨折予防の薬を処方されたとのことだった．妹の話を聞いて，骨折が心配になったため，今回近医の人間ドックを受けた．自分もできれば，骨折予防の薬を処方してほしいとのことだった．

【患者背景】

・既往歴：特記事項なし，過去に骨折の既往もない
・家族歴：母も姉も頭痛持ち．最近妹が大腿骨を骨折し，骨粗鬆症と診断
・常用薬：なし
・アレルギー歴：特記事項なし
・嗜好品：アルコールは飲まない，喫煙（Never smoker）
・社会生活歴：夫と2人暮らし．もともとは幼稚園の先生だった．現在は専業主婦．介護保険利用などはない

2. 薬局窓口における薬剤師の対応

【今回の処方箋】

・アレンドロン酸錠 35 mg　1錠　週1回

【薬歴に記載されている主な患者情報】

・初来局のため，患者情報なし

【薬剤師の対応】

　今回が初めての処方箋調剤であったため，病状背景も含め，詳細情報を収集した．もともと健康には自信があり，これまで定期的に服用している内服薬はなかったという．ただ，最近では加齢を自覚するようになり，健康状態にも不安を覚えるとのことだった．

　高齢になると転倒を起こしやすくなるというテレビの健康番組をみて以来，転倒や骨折を予防するためにも，カルシウムやビタミンDが多く含まれる乳製品を積極的に摂取していた．

9章 骨粗鬆症治療薬　　135

**「骨折して寝たきりになってしまうと，
寿命が短くなってしまう，と聞いて…」**

　骨折に伴う身体機能の制限や ADL（日常生活動作）の低下に対する関心が強い様子であった．そのような中で，妹が骨折を起こしたため，人間ドックを受診したという．

　アレンドロン酸の内服は初めてであり，用法・用量上の諸注意について強調した．また，内服薬の併用はないとのことであったが，お薬手帳を確認すると，眼科より**ピレノキシン懸濁性点眼液**が処方されていた．

【薬局で聴取した患者背景】

・カルシウムやビタミン D など，骨代謝に関わる栄養素の摂取は十分である

・転倒や骨折リスクに対して高い関心がある

・一連の背景として，寝たきりになりたくないという強い思いが存在する

・併用薬：ピレノキシン懸濁性点眼液 0.005％（1 回 1～2 滴を 1 日3～5 回点眼）

---

3. 処方内容に対する医師・薬剤師の考えとその背景
Doctor & Pharmacist

［診察時における医師の考えとその背景］

　閉経後女性で骨折予防に関心が高い高齢女性ではあるが，YAM 76％でこれまでに骨折がないため，厳密にいえば骨粗鬆症とはいえない状況だった．一般的には FRAX®（fracture risk assessment tool，骨折リスク評価

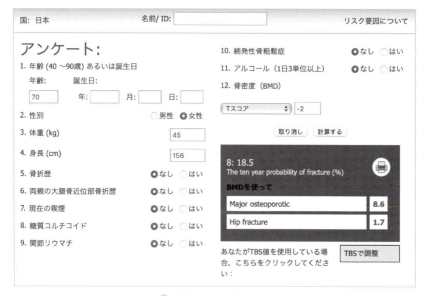

図1　FRAX® 骨折リスク評価ツール（文献2より）

ツール）スコア[1]を確認するために追加問診の結果で算出すると，10年後の股関節骨折リスクは1.7%と低値だった（図1）[2]．ただし，無症候性に椎体骨折を起こしている方もいるため，厳密に一次予防と言い切れない方もいるとも考えた．この場合，「若い頃と比較して身長が短縮していないか？」などを確認してもよかったかもしれない．

予防に関しては，転倒予防や食事運動療法などの非薬物療法は重要だと思ったが，薬物療法を受けたいという気持ちが大きく，処方をしながら，

---

[1] FRAX® は40歳以上を対象に，骨粗鬆症による骨折が向こう10年のうちに発生する確率を計算するツール．総数6万人の前向きコホートを用いて作成され，国別のFRAX®は，その国の骨折の発生率と平均余命に基づいて調整されている．
[2] FRAX®（https://frax.shef.ac.uk/FRAX/tool.aspx?lang=jp）．

今後の外来で転倒予防を含めた非薬物療法についてのアドバイスを行うことにした.

　骨粗鬆症の治療薬であるビスホスホネート製剤の週1回製剤は，内服後に座位を30分以上保つ必要があったり，服薬アドヒアランスについての課題があるが，この患者はそういった注意事項は十分守ることができると考えた.

［服薬説明時における薬剤師の考えとその背景］

　骨折の二次予防に対するビスホスホネート製剤の予防効果は，プラセボに対する相対危険減少で30～50％と，予防的な薬剤の中では効果量が大きい.一方，一次予防に対する有効性ははっきりしない[3,4,5,6].本症例では，カルシウムやビタミンDの摂取不足も疑われず，アレンドロン酸に期待できる骨折予防効果は必ずしも高くない.

　一方で，患者本人は転倒や骨折に対する強い恐怖心を抱いており，とりわけ寝たきり状態を予防することに関心が高い様子であった.転倒や骨折の発生率は，加齢と共に上昇することは明らかであり[7]，また大腿骨頚部を骨折すると，その予後は著しく悪化する[8].

　薬局ではアレンドロン酸の用法・用量に関する諸注意について患者に説明したが，服薬期間中のフォローが必要と判断し，後日に服薬アドヒアランスを確認することとした.患者には電話によるフォローの実施について同意を得た.

---

[3] Cochrane Database Syst Rev. 2008 Jan 23；2008(1)：CD003376. PMID：18254018.

[4] Cochrane Database Syst Rev. 2008 Jan 23：(1)：CD004523. PMID：18254053.

[5] Cochrane Database Syst Rev. 2008 Jan 23：(1)：CD001155. PMID：18253985.

[6] PLoS One. 2015 Apr 10；10(4)：e0118178. PMID：25861000.

[7] Curr Osteoporos Rep. 2008 Dec；6(4)：149-54. PMID：19032925.

[8] CMAJ. 2009 Sep 1；181(5)：265-71. PMID：19654194.

4. 医師と薬剤師のディスカッション
Doctor & Pharmacist

　アレンドロン酸の服薬予定日の午後，薬剤師は電話にて服薬アドヒアランスを確認した．起床時にコップ1杯の水で服用し，座位姿勢を維持できていたとのことであった．薬剤師は，患者の服薬状況や併用薬に関する情報提供も兼ねて，骨折の一次予防におけるビスホスホネート製剤に関する処方意図について，処方医の意見を聞いてみることにした．

【患者の転倒や骨折に対する関心の背景】

医　師：骨折の既往もない健康な患者さんなので，正直なところビスホスホネートは不要かと思ったんですけどね．とはいえ，妹さんが転倒して骨折してしまったとのことで，ご本人も不安な様子でした．

薬剤師：転倒について，他にも不安に思う原因でもあるのでしょうか…．あ，そういえば先生，お薬手帳を確認したところ，白内障の治療でピレノキシン懸濁性点眼液を使っているとのことでした．

医　師：貴重な情報をありがとうございます．なるほど，白内障ですか…．

　地域在住の高齢者を対象とした観察研究31件のメタ分析（解析総数70,868人）[9]によれば，認知症，年齢，女性，転倒の恐怖，転倒の既往，視覚障害，うつ病，平衡感覚障害が転倒の危険因子であった（表1）.

　白内障は，高齢者の視覚障害の原因として一般的であり，障害物に対する回避能力を損なう要因となる．実際，白内障の外科的治療は転倒頻度の減少に関連する可能性が報告されている[10, 11].

---

[9] Front Med（Lausanne）. 2023 Jan 6：9：1019094．PMID：36687461.

[10] Med J Aust. 2022 Jul 18；217（2）：94-9．PMID：35702892.

[11] J Ophthalmol. 2021 Mar 15：2021：2169571. PMID：33815834.

9章 骨粗鬆症治療薬　139

表1　転倒の主な危険因子（文献9より作成）

危険因子	オッズ比（95%信頼区間）
認知症	2.01（1.41-2.86）
年　齢	1.15（1.09-1.22）
女　性	1.52（1.27-1.81）
転倒の恐怖	2.82（1.68-4.74）
転倒の既往	3.22（1.98-5.23）
視覚障害	1.56（1.29-1.89）
うつ病	1.23（1.10-1.37）
平衡感覚障害	3.00（2.05-4.39）

薬剤師：確かに**視野障害**は転倒のリスクになりますよね．

医　師：白内障の手術を行うと，認知症や死亡のリスクが減る可能性も報告されていたりしますよね[12, 13]．

薬剤師：白内障による視野障害がどの程度のものかについてはわからないのですが，転倒に対する不安は白内障が原因となっている可能性もあります．

医　師：転倒に対する恐怖もまた，転倒リスクを関連する（**表1**）ということもありますからね．その意味では，**転倒ハイリスク患者**なのかもしれません．

【転倒に対する恐怖とその経過】

　転倒に対する恐怖心は，その名も**転倒恐怖（fear of falling）**と呼ばれ，地域在住高齢者における有病割合は3%から，最大で85%に及ぶ[14]．研究によって有病割合に差異を認める理由は，転倒恐怖の定義が異なるためである．転倒恐怖は，転倒後症候群とは異なる概念であり，転倒の既往

---

[12] JAMA Intern Med. 2022 Feb 1；182（2）. 134-41. PMID：34870676.

[13] JAMA Ophthalmol. 2018 Jan 1；136（1）：3-10. PMID：29075781.

[14] Age Ageing. 2008 Jan；37（1）：19-24. PMID：18194967.

がない人でも，その 50% 以上で転倒恐怖を有病している可能性が指摘されている[15]．転倒に対する恐怖は，時間の経過と共に減弱し，2〜3 年の間に転倒が発生しなければ，恐怖が消失することも多い[16]．また，転倒恐怖の減弱は生活の質（特に身体的健康）の向上と関連している[15]．

> **医　師**：テレビの健康番組での転倒の話題と，妹さんの転倒というイベントが，転倒恐怖をより強めた可能性はありますかね．潜在的な転倒に対する不安が，今回の状況でさらに強まったと考えられるかもしれません．
>
> **薬剤師**：アレンドロン酸を服用することで，より転倒リスクに配慮するようになれば，転倒リスクそのものも低下するかもしれませんね．一般的に，ビスホスホネート製剤は 3〜5 年を目安に休薬をしたほうがよいとされています[17]．ある程度の期間にわたってアレンドロン酸を継続的に服用し，その間に転倒を起こさなければ転倒恐怖もかなり減っているのかなと思います．
>
> **医　師**：一次予防効果は確かに曖昧なのですが，次回の診察時に白内障の状況も含め，転倒恐怖の原因や転倒の危険因子になっているものがないか，確認してみますね．
>
> **薬剤師**：本日は，お忙しい中，ありがとうございました．

5. 患者来院（ディスカッションを踏まえた処方変更）

2 週間後に患者が来院．ビスホスホネート製剤は特に消化器症状はなく服用できているとのことだった．内服はやや面倒ではあるが，今のところ

---

[15] Clin Interv Aging. 2019 Apr 24：14：701-19. PMID：31190764.

[16] Int Psychogeriatr. 2007 Dec：19(6)：1072-83. PMID：17288637.

[17] Can Fam Physician. 2014 Apr：60(4)：324-33. PMID：24733321.

2回は飲めたとのことだった．改めて，「転倒」について伺ってみると，実は妹が骨折したあとに，自分も家の階段で躓いて危うく転げ落ちそうになった経験があり，怖くなってしまったとのことだった．骨折予防も重要だが，それ以上に「転倒」を予防することにも注意を向けることは，本人も考えたいとのお気持ちだった．

　白内障については，近医で「白内障の気がある」といわれただけで，念のため点眼薬をもらっているとのことで，手術は必要ないといわれているようである．

　上記の話をしながら，患者本人から「確かになんでも薬で解決するということでもないですよね．なんか妹が骨折してしまったので，急に不安になってしまったけど，もう少し違う方法を考えてみたいと思います」との話があった．

　転倒予防として，太極拳のエビデンス[18]があったことを思い出して，もし興味があるならそういった方法もありますよ〜とお伝えしたところ，市民講座などでやっていないか調べてみますとのことだった．今回，処方薬の変更は行わなかった．

【最終の処方箋】
・アレンドロン酸錠 35 mg　1錠　週1回

---

[18] Front Public Health. 2023 Sep 1：11：1236050. PMID：37736087.

6. エピローグ：薬局での対応 *Pharmacist*

健康に関する情報であふれている現代社会において，人々は健康リスクに対して，過敏になりがちである．医療サービスもまた，疾病の治療のみならず，疾病を予防することに対する役割が重視されるようになり，些細な健康リスクであっても，その管理に向けられた関心の眼差しは強い．

薬を飲み始めて，なんだか少しほっとしたんです．
それでも薬に頼ることは，あまりよくないんですかね…？

そういった患者を前に，改めてアレンドロン酸錠の用法・用量に関する諸注意を行った．

薬を飲むことで，ほっとできることもまた，
1つの効果だと思います．

「もちろん，薬には副作用もありますし，不必要な薬を飲み続けることは好ましくないのかもしれません．ただ，薬に頼って不安を和らげることと，転倒の不安に悩むことのバランスの問題なのかもしれません．先生がおっしゃるように，太極拳には転倒の予防効果が期待できます．太極拳を行うことで不安が和らげば，薬に頼ることの必要性も小さくなりますよね．転倒のリスクを減らすための様々な選択肢がある中で，どんな選択肢なら生活の中に取り込んでいけそうか，不安とのバランスの中で，ゆっくりお考えいただければよいように思います」と薬剤師は言葉を添えた．

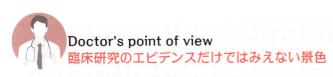
Doctor's point of view
臨床研究のエビデンスだけではみえない景色

惜しかった患者群はスルーされる

　ランダム化比較試験などの量的研究では，プライマリアウトカムは1つ設定され，その結果はゼロかイチかで判断されます．仮にアウトカムには達しなかったけど，惜しかったという結果だったとしても，基本的にはゼロなのです．でも，実際には効果のグラデーションというのは存在すると思います．また，アウトカムでは測定できなかったようなよい点が生じている可能性もあります．潜在的なメリット，設定されていなかったアウトカムは評価しきれないのです．プライマリアウトカムは真のアウトカムで設定しましょうといわれます．でも，現在臨床研究で設定されているアウトカムが，真の意味で実際の患者さんにとっての真のアウトカムなのかどうかは十分検討する必要があります．

飲むことでほっとできることも1つの効果

　患者のアウトカムを考える時に「患者の満足感」「薬を飲んでよかった」などの，より主観的で個別性の高い指標も考えられます．これらは，Patient Reported Outcome（PRO；患者報告アウトカム）と呼ばれます．PROを評価する際にはある患者群にとって重要なPRO尺度の開発が必要です．具体的には治療満足度やQOLが用いられます．

　医療機関を受診することで得られるアウトカムには患者が期待していたものが得られる，人と人との対話の中での満足感や不安など，薬理効果だけでは論じきれない要素があると思います．「妹が骨折して不安だったけれど，患者さんのお話を聞いてお薬を出して，不安だった部分を少し軽減した」というのが本章のストーリーでした．エピローグの「薬を飲むことで，ほっとできることもまた，1つの効果だと思います」は，まさに箴言と思います．

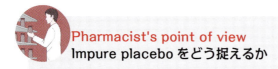

Pharmacist's point of view
Impure placebo をどう捉えるか

薬の効果とは別のところでの処方

　先日読んだ論文で[19]，Pure Placebo（純粋なプラセボ）と Impure Placebo（不純なプラセボ）という言葉がありまして，前者はブドウ糖とか生理食塩水とか薬理活性のないものですが，後者は風邪とか咳止めとか薬理活性はあるけれども基本的に効能が薄くてほぼプラセボ効果しかないというものです．不適切処方の多くは Impure Placebo につくり出されているという論旨でした．高齢者などのケースでは薬の必要性の有無とは別のところで薬を処方する時は，意識しているか・していないかにかかわらず Impure Placebo を扱っている印象は少しあります．

RPO のエビデンス

　矢吹先生ご指摘のように，エンドポイント（RCT で設定されるアウトカム）に反映されない患者群の効果を見逃しているという点ではランダム化比較試験は薬の効果を雑に捉えているのではないかと思います．そういう意味では，PRO（患者報告アウトカム）も必要なのでしょう．医療機関を受診して，家族がほめてくれたとかも PRO の指標になるのかもしれません．処方によって，不安が解消されてほっとした人が有意に多ければ，RPO のエビデンスとしても成り立つわけです．

　ただし，そうした医療を公的医療で行ってよいのか，といったリアルな問題もあり，自費診療ならば OK なのか，とかなかなか難しい議論があります．こうした部分はやはり専門職セクターは苦手で，民俗セクターのほうが患者をほっとさせるのが得意なのでしょうね．

---

[19] Theor Med Bioeth. 2015 Aug；36(4)：279-89. PMID：26215744.

10 章

抗 菌 薬

感染性胃腸炎

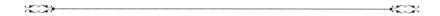

1. 症例提示 (Doctor)

症例：89歳，男性　主訴：発熱，水様性下痢がみられる．

【処方箋】
・クラリスロマイシン錠200 mg　2錠/分2　朝夕食後
・ラックビーR® 散　3 g/分3　毎食後

【経過】
　認知症と前立腺肥大症，脊柱管狭窄症の既往がある89歳男性．
　受診の2日前から発熱が出現，食欲も低下していたが水分は摂れており様子をみていた．本日の朝から水様性下痢が出現し，午前中で10回以上の下痢があり，病院受診となった．悪心・嘔吐はなく，水分摂取はできている．高齢者介護施設内の周囲の人に同症状の患者はなく，直近で生ものの摂取はない．
　診察では下腹部全般に腹痛があり，局在がはっきりしなかった．便が採取できたため，便のグラム染色を実施したところ，グラム陰性のらせん状桿菌が認められ，*Campylobacter* による感染性腸炎を疑った．

146   10章　感染性胃腸炎

【患者背景】

・既往歴：82歳　脊柱管狭窄症

　　　　　83歳　前立腺肥大症

　　　　　5年程前～　アルツハイマー病

・家族歴：特記事項なし

・常用薬：以下の通り

　ハルナールD®錠0.2 mg　1錠/分1　朝食後

　デュタステリドカプセル0.5 mg　1錠/分1　朝食後

　ブロプレス®錠8 mg　1錠/分1　朝食後

　シンバスタチン錠10 mg　1錠/分1　朝食後

　セレコックス®錠100 mg　2錠/分2　朝夕食後

・アレルギー歴：特記事項なし

・嗜好品：アルコールは飲まない，喫煙（Former smoker），70歳で禁煙，それまでは10本/日×50年

・社会生活歴：高齢者介護施設入所中．要介護3．ADLは基本的に自立し，食事も用意されれば自力で摂取可能．歩行も杖歩行が可能

2. 薬局窓口における薬剤師の対応
Pharmacist

【今回の処方箋】

・クラリスロマイシン錠200 mg　2錠/分2　朝夕食後

・ラックビーR®散　3 g/分3　毎食後

【薬歴に記載されている主な患者情報】

・前回の処方（定時薬）

　ハルナールD®錠0.2 mg　1錠/分1　朝食後

　デュタステリドカプセル0.5 mg　1錠/分1　朝食後

ブロプレス®錠8 mg　1錠/分1　朝食後

シンバスタチン錠10 mg　1錠/分1　朝食後

セレコックス®錠100 mg　2錠/分2　朝夕食後

・アレルギー歴などの特記事項なし

【薬剤師の対応】

　患者は，入所している高齢者介護施設の職員と共に来局した．今日は定時薬ではなく，抗菌薬の処方箋を持参したため，受診理由などを確認した．

　朝から下痢の症状がひどいとのこと．体温は38.7℃であったが，水分摂取は問題ないとのことであった．

　処方内容と聴取された病状から，感染性の胃腸炎であることは明らかであったが，原因微生物については不明であった．クラリスロマイシンが処方されていたため，細菌性の感染性胃腸炎を前提に服薬説明を行った．

【薬局で聴取した患者背景】

・感染性胃腸炎（激しい下痢と発熱）

・高齢者介護施設に入居中

・原因となった食材などは不明

・原因微生物は不明

---

3. Doctor & Pharmacist 処方内容に対する医師・薬剤師の考えとその背景

［診察時における医師の考えとその背景］

　「胃腸炎」と診断することはしばしば誤診に繋がることがあり，急性発症の水様性下痢が頻回に続く，などの典型的な病歴でない限りは，安易に

診断しないように心がけている．胃腸炎以外の重症疾患が非特異的に下痢症状をきたすことも多く，ひと口に患者や家族が「下痢」といっても，水様性下痢ではないことも多いからである．ただ，今回は典型的な胃腸炎を考える病歴だった．

胃腸炎を診断する際に，注意すべきは周囲の流行状況や摂食歴，そして職業歴や居住環境である．特に周囲の流行状況によっては，食中毒による集団感染を疑う必要があり，要注意である．また，高齢者介護施設などでは，ノロウイルスによる集団感染が起こりやすく，本症例でも周囲に同症状の患者がいないかは確認する必要がある．ウイルス性腸炎の場合には，支持療法のみで軽快することがほとんどであるが，高齢者では経口摂取が困難となり，脱水によって致命的な経過になる可能性もあり，十分注意して丁寧に経過観察を行いたい．

本症例では便のグラム染色によって *Campylobacter* 腸炎が疑うことができた．本来 *Campylobacter* 腸炎であれば，抗菌薬を使用せずに治療を行うことも多いが，超高齢で施設入所中，かつ症状も比較的重く，重症化リスクも高い可能性を考慮して，マクロライド系抗菌薬を使用する方針とした．

［服薬説明時における薬剤師の考えとその背景］

感染症の成立には，感染源（病原微生物）の存在，感染経路，宿主の状態という3つの要素が重要である．このうち，高齢者介護施設においては感染経路と宿主の状態という2つの要素を排除することが困難である．高齢者施設では，食品や飲料水の供給源が共通しており，施設職員もまた感染経路となり得る．加えて，施設入居者は高齢かつ基礎疾患の保有も多く，健康状態は必ずしも良好ではない．それゆえ，高齢者介護施設は，感染性胃腸炎の拡大にとって理想的な環境ともいえる[1]．

---

[1] Clin Infect Dis. 2003 Apr 1；36(7)：870-6. PMID：12652388.

高齢者介護施設等で発生する感染性胃腸炎のうち，最も一般的な病原微生物は**ノロウイルス**である．高齢者において，胃腸炎による入院の**10〜20%はノロウイルスが原因**であると推定されており，同ウイルスによる入院は高齢者の超過死亡と関連している[2,3]．

ただし，本症例ではクラリスロマイシンが処方されていたこと，当該地域におけるノロウイルスの流行は確認できなかったこと，季節は7月であり疫学的には*Campylobacter*による感染症の可能性が高いように思えた．差し当たり，細菌性の胃腸炎を前提に服薬説明を行ったものの，原因となった食材などについては不明であった．

なお，クラリスロマイシンとシンバスタチンは，製剤添付文書において「併用注意」に該当していたが，有害事象に対する絶対リスクは極めて低いと見積もり，疑義照会は不要と判断した．

4. 医師と薬剤師のディスカッション
Doctor & Pharmacist

薬剤師は，クラリスロマイシンとシンバスタチンの併用に関する情報提供も兼ねて，本症例の感染原因について，医師に聞いてみることにした．

【クラリスロマイシンとシンバスタチンの併用注意】

薬剤師：実は，クラリスロマイシンとシンバスタチンは併用注意に該当しているんです．クラリスロマイシンによるCYP3A阻害作用によってシンバスタチンの代謝が阻害されるためです．観察研究では，クラリスロマイシンやエリスロマイシンとCYP3A4で代謝されるスタチンの併用は，横紋筋融解症による入院リスクのわずかな上昇を報告し

---

[2] BMC Infect Dis. 2015 Oct 14；15：425. PMID：26467099.
[3] Emerg Infect Dis. 2008 Oct；14(10)：1546-52. PMID：18826817.

ています（絶対リスク増加, 0.02%［95%信頼区間 0.01%-0.03%］）[4].
CYP で代謝されないアジスロマイシンへの代替提案も検討したのですが，想定される絶対リスクも小さかったため，疑義照会はしませんでした[5].

医　師：情報ありがとうございます．あまり気にしてなかったので教えてもらって助かります．確かにクラリスロマイシンは併用注意に該当する薬が多い抗菌薬でしたよね．この次にマクロライドを処方する時は，アジスロマイシンという選択肢も一考ですねぇ．ただアジスロマイシンは胃腸炎が適応症になってないんですよね．

薬剤師：ところで，今回の患者さん，病原菌は何だったのでしょうか．胃腸炎を起こすような食材を食べた記憶もないとのお話しでしたが….

医　師：便のグラム染色からは *Campylobacter*（カンピロバクター）を疑いました．みてみますか（図1）？　大腸菌などの一般的な腸内細菌はグラム陰性桿菌なので赤色の棒状の菌ですが，カンピロバクターは少し小さめの捻れたような陰性桿菌なんです．通常便のグラム染色はやらないのですが，見慣れると区別が付くようになりますよ．一般的にカンピロバクターは対症療法なのですけど，高齢者なのでリスクを考慮して抗菌薬を処方することにしたのです．

【*Campylobacter* 腸炎の疫学】

　厚生労働省による食中毒統計によれば，1997〜99 年にかけて，サルモ

---

[4] Ann Intern Med. 2013 Jun 18；158(12)：869-7. PMID：23778904.

[5] この場合，シンバスタチンの投与量や，CYP3A4 で代謝される他の薬剤の併用状況なども踏まえて，**包括的にリスクの程度を見積もることが肝要**である．例えば，アムロジピンとクラリスロマイシンの併用もまた，潜在的な薬物有害事象のリスクを高める（**JAMA. 2013 Dec 18；310(23)：2544-53. PMID：24346990**）．クラリスロマイシンをアジスロマイシンに代替する，もしくはシンバスタチンをプラバスタチンに変更するなどの提案も可能かもしれない（**CMAJ. 2015 Feb 17；187(3)：174-80. PMID：25534598**）．

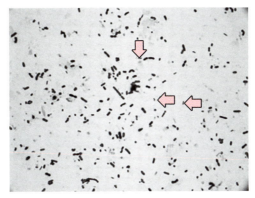

図1　便のグラム染色（矢印がカンピロバクター）

ネラ菌と腸炎ビブリオ菌の発症が多かったものの，2000年以降は減少傾向にある．一方，2003年以降においては，カンピロバクターが細菌性食中毒の中で最も一般的な感染症となっている（図2）[6]．

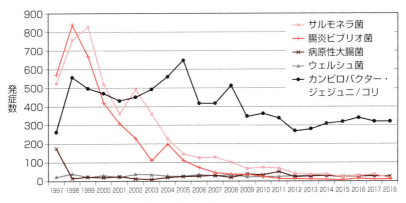

図2　細菌性食中毒の年次推移（1997〜2018年）（文献6より）

---

[6] Food Saf (Tokyo). 2019 Aug 10；7(3)：61-73. PMID：31998589.

日本において，カンピロバクターによる食中毒は季節変動があり，その最大のピークは梅雨期（5月から7月），秋（9月）にも小幅な上昇を認める．ただし，冬季においても一定の発生率を維持する（図3）[6]．

なお，カンピロバクター感染症の主な感染後合併症として，ギラン・バレー症候群（GBS），反応性関節炎（ReA），過敏性腸症候群（IBS）が知られている[7]．

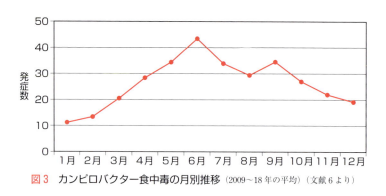

図3　カンピロバクター食中毒の月別推移（2009〜18年の平均）（文献6より）

【抗菌薬関連下痢症の予防に対するプロバイオティクス製剤】

医　師：ところで抗菌薬に耐性のある整腸剤って，ほんとうに効果があるのですかねぇ．今回はとりあえずラックビーR®散を処方しましたけど，「R」[8]がないラックビー®錠と効果に差があるものなのでしょうか．

薬剤師：抗菌薬と乳酸菌製剤を併用する場合，保険適用上は耐性乳酸菌製剤ということになりますよね．細かいことをいえば，キノロン系については耐性乳酸菌製剤の適用がなかったりします（表1）．

---

[7] J Prev Med Hyg. 2017 Jun；58(2)：E79-92．PMID：28900347．
[8] 「R」とは，「耐性，抵抗」を意味する「Resistance」の頭文字である．抗生物質や化学療法剤に耐性をもった乳酸菌を成分とする整腸剤（耐性乳酸菌製剤）の商品名には，表1に示したように「R」を含むことが多い．

10章 抗菌薬 153

表1 主な耐性乳酸菌製剤の適用菌種

商品名	ペニシリン系	セファロスポリン系	アミノグリコシド系	マクロライド系	テトラサイクリン系	キノロン系
ビオフェルミンR	●	●	●	●	●	×
ラックビーR	●	●	●	●	×	×
レベニン	●	●	●	●	●	×

> **医　師**：こういうプロバイオティクス製剤は，抗菌薬の投与に関連した下痢の予防に効果があるというエビデンスはありますけど，耐性乳酸菌と非耐性乳酸菌で効果の違いを検討した研究はあまりみないですよね．
>
> **薬剤師**：抗菌剤の存在下においても整腸作用を発揮すると考えられていますが，非耐性乳酸菌製剤との比較試験などは報告されていないようです．

　抗菌薬に関連した下痢の発症頻度は，報告によりばらつきがあるものの **5〜35%程度**と考えられる[9, 10, 11]．Goodman らが報告したシステマティックレビュー・メタ分析[12]によれば，乳酸菌などのプロバイオティクス製剤による**抗菌薬関連下痢症の予防効果は用量依存的**であった．

　この研究では，ランダム化比較試験 42 研究（解析総数 11,305 人）が分析対象となっている．メタ分析の結果，プロバイオティクス製剤の投与によって，抗菌薬に関連した下痢の発症が 37% 低下した（リスク比 0.63［95%信頼区間 0.54-0.73］）．また，プロバイオティクス製剤の用量別の分析では，プロバイオティクス製剤の低用量投与と比べて高用量投与で下痢の発症リスクが低下した（リスク比 0.54［95%信頼区間 0.38-0.76］）．

---

[9] Indian Pediatr. 2009 Jun；46(6)：491-6. PMID：19556659.
[10] Future Microbiol. 2008 Oct；3(5)：563-78. PMID：18811240.
[11] World J Gastroenterol. 2010 May 14；16(18)：2202-22. PMID：20458757.
[12] BMJ Open. 2021 Aug 12；11(8)：e043054. PMID：34385227.

> **医　師**：とはいえ，抗菌薬との併用メリットはありそうですし，あえて処方しない理由もなさそうかなぁと．
> **薬剤師**：はい．プロバイオティクス製剤による菌血症例[13]も報告されているようですが，極めて稀なケースであり，基本的には安全性の高い薬剤だと思います．ただ，小児を対象としたランダム化比較試験[14,15]では，感染性の胃腸炎に対するプロバイオティクスの効果は限定的でしたよね．
> **医　師**　感染性の胃腸炎に対するプロバイオティクスの効果は，必ずしも大きくはないのかもしれませんね．

5. 患者来院（ディスカッションを踏まえた処方変更）

　患者は3週間後の定期の外来受診時に来院された．経過を伺うと発熱は2日程度で治まり，下痢症状は徐々に軟便になり1週間程度で改善し，経口摂取もできるようになったとのことだった．

　培養結果でも *Campylobacter spp.*（カンピロバクター属菌）が検出されたため，食品から感染する可能性があることをもう一度施設職員に説明したうえで，鶏肉や卵などの食品摂取歴や調理時の汚染などについても確認したが，明らかな感染源はわからなかった．また，その後も施設内での胃腸炎流行もなかったとのことだった．

【最終の処方箋】

・なし

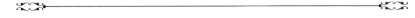

---

[13] Microorganisms. 2023 Mar 30；11(4)：896. PMID：37110319.
[14] N Engl J Med. 2018 Nov 22；379(21)：2015-26. PMID：30462939.
[15] N Engl J Med. 2018 Nov 22；379(21)：2002-14. PMID：30462938.

6. *Pharmacist* エピローグ：薬局での対応

　胃腸炎の原因は不明とのことであったが，症状は改善し，食事も摂取できているという．季節柄，胃腸炎が発生しやすい時期なので，衛生面に対する配慮に関して説明を行った．その際，患者に付き添っていた施設職員から，

胃腸炎の時には，スポーツドリンクで水分を摂取したほうがよいのでしょうか？

と質問を受けた．小児を対象とした研究であるが，胃腸炎で脱水を認めた場合の水分摂取は，電解質維持輸液と，希釈したリンゴジュースで，有効性に差がないことが報告されている[16]．薬剤師は，スポーツドリンクに限らず，一番に摂取しやすい飲料で問題ないことを伝えた．

---

[16] JAMA. 2016 May 10；315（18）：1966-74. PMID：27131100.

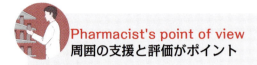
Pharmacist's point of view
周囲の支援と評価がポイント

認知症患者の生活レベルに応じて配慮する

　入院患者と外来患者では，認知症へのアプローチの仕方はだいぶ違うと思いますが，そのポイントは介護者や家族のサポートを受けられるかどうか，でしょうか．認知症の程度にもよりますが，薬を飲むにしても自分で管理できない方がほとんどでしょうし，家族の方がどの程度サポートしてくれるのか．それと嚥下機能の問題もあり，誤嚥を起こしやすいです．食事などの日常生活機能を確認し，「経口で服薬できるのか」「貼り薬のほうがよいのか」「剤型の選択」なども必要と思います．

認知症薬の効果の度合い

　本章の症例では認知症と前立腺肥大症の既往があり，施設入所の超高齢者の感染性胃腸炎という設定で，認知症治療薬の処方はありません．ただ，認知症治療薬の効果について，アルツハイマー病の認知機能障害を評価する認知機能下位尺度（ADAS-cog）などのスケールで評価すると，2〜3点程度の差は出るようです．とはいえ，統計学的な差は出るけれども生活レベルで違いが出ているかどうか，というのはわからない部分が多いです．家族の方に訊くと，「飲み始めてから効果があるような気がします」などといわれたりします．家族の介護の負担スコアもあって，改善している事例もあるようには思います．

　認知症の場合，患者本人は薬が効いているかわからないことも多く，周囲の判断によるところも大きいように思います．薬の効果が薬理作用による薬効の部分もあれば，周りがそう感じているプラセボ的な部分もあると思います．認知症の症状は多彩ですし，その多彩な症状を他人が評価しますので，薬の効果の認識も多様性があると思います．

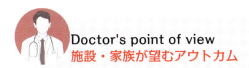
Doctor's point of view
施設・家族が望むアウトカム

施設クラスターはご法度の世の中

　介護施設では，衣・食・住の安定が保証され，介護職・医療職が常駐しており，環境的にも疾患的にも管理が行き届いた環境です．実際，施設入所後に血圧や血糖コントロールが改善する高齢者は少なくないですし，ポリファーマシーや疾患コントロールが不十分な方が入所すると，過剰なコントロールになり過ぎることもあり，Drug Overflow と呼ばれています[17]．温度管理もしっかりされ，朝は定時に起床し，バランスのよい食事を食べ，レクリエーションや運動をし，排便なども気にしてもらい，夕飯には一品がつき，定時に就寝．お薬の管理もしてくれる．まさに健康長寿が実現される環境です．

　でも入居者は管理されるのが前提ですので，血圧が高いと見逃してはくれません．我が儘はいえません．また，昨今最も管理されている対象が感染症です．コロナ禍以降，社会通念上も感染対策の徹底が求められ，施設クラスターはご法度といった雰囲気があります．ユートピアがディストピアにならないよう，健康管理社会の縮図にならないとよいと感じています．

家族が評価する効果

　認知症については，患者報告アウトカム（PRO）だけでなく，家族報告アウトカム（Family Reported Outcome：FRO）も必要です．認知症では本人自身のアウトカムは評価しにくく，周囲の家族への影響も大きいため，こういった概念が提唱されてきています．認知症の患者が大声で叫ぶ時などは，本人の苦しさ以上に周囲でみている家族にとって，薬物の鎮静効果でおとなしくなってくれたほうがいいということはあると思います．

　認知症の中核症状や周辺症状以外にも痰が減ると痰を吸引する家族や看護師の負担が少なくなるなども家族報告アウトカムかもしれません．ただし，家族などの周囲のアウトカムに重きが置かれている時には，本人不在になっていないか，本当に本人のためになっているのかを再度考えてみることが重要です．

---

[17] Am J Med．2021 Mar；134(3)：e207-8．PMID：33002489．

11章

抗ヒスタミン薬

花粉症

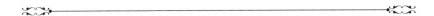

1. 症例提示 (Doctor)

症例：20歳，男性　主訴：鼻汁があり，鼻がむずむずします．

【処方箋】
・アレグラ®錠 60 mg　2錠/分2　朝夕食後
・アラミスト®点鼻薬 27.5 μg 56噴霧用　1日1回/1回2噴霧（各鼻腔）

【経過】
　昨年もアレルギー性鼻炎があり，市販のアレグラ®錠を内服してなんとか乗り切った．今年も2月に入ってから鼻がむずむずして痒い感じが出現し，鼻汁も出現するようになったため，病院を受診した．診察時に本人は内服薬以外の方法がないかを聞いてきたため，点鼻薬についての情報提供を行ったところ，試したいとの希望があり処方した．

【患者背景】
・既往歴：虫垂炎で手術歴あり（14歳）
・家族歴：特記事項なし
・常用薬：なし

・アレルギー歴：特記事項なし
・嗜好品：アルコールは飲まない，喫煙（Never smoker）
・社会生活歴：大学 3 年生．自動車運転は行う

2. 薬局窓口における薬剤師の対応

【今回の処方箋】
・アレグラ®錠 60 mg　2 錠/分 2　朝夕食後
・アラミスト®点鼻薬 27.5 μg 56 噴霧用　1 日 1 回/1 回 2 噴霧（各鼻腔）

【薬歴に記載されている主な患者情報】
・季節性アレルギー性鼻炎（市販薬の使用あり）

【薬剤師の対応】
　患者より，「今回の飲み薬は，市販のアレグラと同じものか？」と質問を受けた．詳しく話を伺ってみると，昨シーズンまでは市販薬で症状を抑えられていたものの，今年は鼻汁がかなりひどいという．そのため，医療機関を受診したが，手渡された処方箋をみて，これまでドラッグストアで購入していた抗アレルギー薬と同じ薬剤名だったので驚いたという．

　フェキソフェナジンは，「アレグラ®FX」の商品名で 2012 年に OTC 医薬品として販売が開始された．用法・用量は医療用のアレグラ®と同等であり，その有効性も理論上は同等である．市販されているアレグラ®FX と同じ薬剤であることを患者に伝え，合わせて鼻噴霧ステロイドの有効性の高さを強調した．また，点鼻薬は初めて使うとのことであったため，その使用法について服薬説明を行った．

11章 抗ヒスタミン薬　161

　自動車運転は日常的に行っているとのことであったが、アレグラ®錠は添付文書上、自動車運転に関する注意喚起はなされていない。本剤は眠気が出にくい薬剤であることを強調した。

【薬局で聴取した患者背景】

・季節性アレルギー性鼻炎

・自動車運転あり

---

3. 処方内容に対する医師・薬剤師の考えとその背景
Doctor & Pharmacist

［診察時における医師の考えとその背景］

　アレルギー性鼻炎に対する対症療法を希望されている若年男性。特に基礎疾患などもなく、あまり深く考えずに抗ヒスタミン薬を処方した。以前にアレグラ®の市販薬を内服していたとのことで、同様の効果に期待して同薬を処方した。抗ヒスタミン薬の処方については、運転に対する制限がない薬剤という観点と服用回数という観点から選択しつつ、効果には個人差があるため、過去の使用経験や個人個人の効果を重視して選択している。

　抗ヒスタミン薬以外の「他の方法」について聞かれたため、点鼻薬を追加処方とした。本来はアレルギー性鼻炎に対する第一選択は点鼻ステロイドであることは知っているが、患者は内服薬を強く希望され、点鼻薬のアドヒアランスもあまりよくないため、通常の診療の中ではあまり積極的には点鼻薬を使用していなかった。

　また、抗原回避が重要であり、2月であることからスギ花粉などの花粉症の可能性は考えたが、具体的な指導は行えていなかった。

［服薬説明時における薬剤師の考えとその背景］

季節性アレルギー性鼻炎に対する有効性は，経口抗ヒスタミン薬と比べて鼻噴霧ステロイドのほうが圧倒的に高い[1,2,3]．このことは，経口抗ヒスタミン薬と鼻噴霧ステロイドの併用と，鼻噴霧ステロイド単独療法でアレルギー性鼻炎の症状改善に統計学的有意な差を認めないことにも裏打ちされている[4]．鼻噴霧ステロイドの使用を前提とするのであれば，経口抗ヒスタミン薬による効果量は，ほとんどプラセボ効果にも等しい．ゆえに，どのような抗ヒスタミン薬を選択しようが，臨床効果に明確な差異を生じるとは考えにくい．

症例の患者では，自動車運転を日常的に行うとの訴えがあり，添付文書上の規制に基づくと，抗ヒスタミン薬の選択肢は限られる．

なお，抗ヒスタミン薬の鎮静作用は主に，脳内のヒスタミン受容体占有率から推測された鎮静作用の強度[5]を根拠にしている．しかし，抗ヒスタミン薬の鎮静作用に関する比較研究の結果[6]は，脳内のヒスタミン受容体占有率から導出される鎮静作用の強弱とは一致しない．抗ヒスタミン薬による鎮静作用はノセボ効果の影響も小さくないと考えられ，それゆえ「眠気の出にくい薬剤」であることを強調した．

---

[1] BMJ. 1998 Dec 12；317(7173)：1624-9. PMID：9848901.
[2] Ann Allergy Asthma Immunol. 2002 Nov；89(5)：479-84. PMID：12452206.
[3] Am J Respir Med. 2003；2(1)：55-65. PMID：14720022.
[4] Ann Allergy Asthma Immunol. 2008 Mar；100(3)：264-71. PMID：18426147.
[5] Pharmacol Ther. 2007 Jan；113(1)：1-15. PMID：16890992.
[6] PLoS One. 2014 Dec 12；9(12)：e114336. PMID：25501360.

4. 医師と薬剤師のディスカッション
Doctor & Pharmacist

　医師から，「抗ヒスタミン薬の使い分けについて意見を聞きたい」との問い合わせがあり，業務終了後に医師と面会することにした．

> **医　師**：ここ最近，抗ヒスタミン薬の種類も増えましたよねぇ．今日の患者さん，自動車を運転するとのことでアレグラ® にしたのですが，自動車運転をしない場合では，どの抗ヒスタミン薬が最も効果的なんでしょう．
>
> **薬剤師**：薬理学的には，それぞれ特徴があって，何となく効果に違いがあるような気もします．ただ，実際にはそれほど顕著な差がないことも事実です．

【抗ヒスタミン薬の使い分け】

　2016 年にビラスチンとデスロラタジン，2017 年にはルパタジンが薬価収載となり，季節性アレルギー性鼻炎に適用を持つ第二世代抗ヒスタミン薬の選択バリエーションは広がった．薬理学的プロファイルに基づく特徴で抗ヒスタミン薬の特徴を区別することは可能である（表1）．

　しかし，これらの特徴の違いが実臨床上の効果の差異を生み出すかどうかは別問題である．

表1 アレルギー性鼻炎に対する抗ヒスタミン薬の変遷

販売開始年	先発品商品名 （一般名）	特徴（インタビューフォームより一部抜粋）
1996年	エバステル® （エバスチン）	・高濃度でヒスタミン遊離抑制作用が認められている ・作用が持続的
1998年	ジルテック® （セチリジン）	・速く，強く，長く，選択的なヒスタミン H_1 受容体拮抗作用を示す ・アレルギー反応の遅発相における好酸球遊走を臨床用量で抑制する
2000年	アレグラ® （フェキソフェナジン）	・脳へ移行しにくく，中枢抑制作用が弱い ・ヒスタミン H_1 受容体拮抗作用だけでなく，各種ケミカルメディエーター遊離抑制作用，炎症性サイトカイン遊離抑制作用，好酸球遊走抑制作用などを示す
2002年	クラリチン® （ロラタジン）	・日常活動への影響は少ない ・ヒスタミン H_1 受容体拮抗作用のほか，ヒスタミン遊離抑制作用，ロイコトリエン $C4$ 遊離抑制作用等を有する
2010年	ザイザル® （レボセチリジン）	・セチリジンの半量で同様の臨床効果 ・セチリジンの R-エナンチオマー ・投与早期より抗ヒスタミン作用を発揮し，24時間安定した効果が持続
2016年	ビラノア® （ビラスチン）	・脳内移行のほとんどない非鎮静性第二世代抗ヒスタミン薬 ・1日1回の投与で効果が持続（ただし空腹時投与）
2016年	デザレックス® （デスロラタジン）	・非鎮静性で長時間作用型の第二世代抗ヒスタミン薬 ・1日1回投与で食事に関係なく服用できる
2017年	ルパフィン® （ルパタジン）	・抗ヒスタミン作用と抗 PAF（血小板活性化因子）作用の2つの作用を有する新しい治療薬

　アレルギー性鼻炎に対する抗ヒスタミン薬の有効性の比較については，ランダム化比較試験18研究（被験者9,419人）を対象としたネットワークメタ分析の結果が報告されている（**表2**）[7]．同解析では，スコアの改善が最も大きい薬剤は**ルパタジン**であり，スコアの改善が最も小さい薬剤は**ロラタジン**であった．

---

[7] Braz J Otorhinolaryngol. 2023 Jul-Aug：89(4)：101272. PMID：37271114.

11章　抗ヒスタミン薬　　165

表2　アレルギー性鼻炎に対する抗ヒスタミン薬の有効性 （文献7より作成）

	総症状スコア	鼻閉スコア	鼻汁スコア	鼻の掻痒スコア
ルパタジン 10 mg/日	3.59 (2.56-5.03)	1.20 (1.08-1.34)	1.35 (1.21-1.51)	1.28 (1.14-1.44)
エバスチン 20 mg/日	2.26 (1.45-3.51)	1.18 (1.08-1.30)	1.26 (1.15-1.39)	1.36 (1.15-1.51)
フェキソフェナジン 120 mg/日	2.68 (2.23-3.22)	1.11 (1.11-1.11)	1.20 (1.14-1.26)	1.24 (1.18-1.30)
レボセチリジン 5 mg/日	3.16 (2.09-4.77)	1.09 (1.02-1.20)	1.08 (1.04-1.19)	1.82 (1.16-3.24)
セチリジン 10 mg/日	3.18 (2.30-4.39)	1.11 (1.11-1.11)	1.32 (1.26-1.39)	1.24 (1.18-1.30)
デスロラタジン 5 mg/日	3.12 (2.20-4.44)	1.17 (1.07-1.27)	1.25 (1.12-1.41)	1.27 (1.15-1.43)
ロラタジン 10 mg/日	1.82 (1.46-2.28)	1.08 (1.02-1.16)	1.10 (1.04-1.16)	1.21 (1.15-1.38)

数値はプラセボと比較した症状スコア変化の相対危険（95％信頼区間）．1より大きいほど効果量が大きい

医　師：こうみると，ルパタジンがよいのですかねえ．ロラタジンの効果がいまいちなのは，経験的にもなんとなく感じますが…．

薬剤師：傾向としてはルパタジンがよさそうですけども，やはりアレルギー性鼻炎に対する有効性は**鼻噴霧ステロイド**が圧倒的です．点鼻ステロイドを使うことが前提であれば，抗ヒスタミン薬のわずかな効果の差はほとんど無視できるレベルだと思います．

医　師：なるほど．点鼻ステロイドの効果量に比べれば，抗ヒスタミン薬の種類の違いは些細なものに過ぎないということですね…．やはり点鼻薬が重要ですね．ただ，やはり眠気の副作用については差があるんじゃないでしょうか．

166   11章 花粉症

【インペアード・パフォーマンスは実在しない？】

　抗ヒスタミン薬の代表的な副作用には，眠気などの鎮静作用が挙げられる．眠気を催さないまでも，抗ヒスタミン薬は集中力や判断力の低下を招く可能性があり，これをインペアード・パフォーマンス（Impaired Performance）などと呼ぶ．

> 薬剤師：私はいわゆるインペアード・パフォーマンスなるものは実在しないと思っているんですよ．これは極端な考え方かもしれませんが，抗ヒスタミン薬による鎮静作用の多くはノセボ効果が占めているんじゃないかと．
>
> 医　師：確かに，集中力や判断力の低下が，薬の副作用によるものなのか，アレルギー性の症状によるものなのか，厳密な区分は難しいですよね．その意味では抗ヒスタミン薬による真の鎮静作用って，思うほど大きなものではないかもしれませんね．
>
> 薬剤師：服用開始の直後は眠気が出たとしても，徐々にその影響が小さくなるということもあると思うのです．
>
> 医　師：眠気が出るか・出ないかだけではなく，その変化量も大事ですね．逆に眠気がどんどん強くなっちゃうのであれば，それは非鎮静の抗ヒスタミン薬でも中止したほうがよいかもしれないですね．

　一般的に，鎮静作用が強いと考えられているジフェンヒドラミンであるが，鎮静作用に対する耐性が示唆されている．同薬の服用開始から4日目までにプラセボと同等まで眠気が減るという報告もある[8]．

---

[8] J Clin Psychopharmacol. 22(5)：511-5, (2002). PMID：12352276.

> **医　師**：こうなると，有効性や安全性の観点から抗ヒスタミン薬の明確な使い分けというのもなさそうですね．あとは用法とか，患者さんの好みによる部分が大きいでしょうか．
>
> **薬剤師**：今回の患者さんのように，自動車運転に関する添付文書上の規制が薬剤選択のよりどころになるケースも多いと思います．
>
> **医　師**：薬と薬の比較もまた，「醜いアヒルの子定理」ですね

「関心のない二物は等しい」という醜いアヒルの子定理は，1969 年に情報理論学者・理論物理学者の渡辺慧氏が提唱した[9]．「醜いアヒルの子」とは，ハンス・クリスチャン・アンデルセンの童話に由来しているものだが，この定理は「2 つの物件の区別がつくような，しかし，有限個の述語が与えられた時，その 2 つの物件の共有する述語の数は，その 2 つの物件の選び方によらず一定である」と定式化されている．

例えば，醜いアヒルの子を含む n 匹のアヒルがいるとする．この時，醜いアヒルの子と普通のアヒルの子の類似性は，任意の 2 匹の普通のアヒルの子の間の類似性と同じになることが数学的に証明されている．つまり，醜いアヒルの子と普通のアヒルの子は，普通のアヒルの子どうしと同程度に類似しており，醜いアヒルの子も普通のアヒルの子も，それほど大きな相違がある 2 者ではない，ということになる．

「醜いアヒルの子は普通のアヒルの子とは違う」，そう感じるのは，両者に共通する「鳥類」という特徴には全く関心を向けず，「体色・体型」という点にのみ関心を向けて，差異があるように認識しているからである．数学的，論理学的観点からすれば，あらゆる二物は，同じ度合いの類似性を持っており，これはまた関心がない二物は同じであるということと同義である．

---

[9] Satoshi Watanabe. Knowing and Guessing. John Wiley & Sons, 1969.

そして，しばしば関心のないところにこそ重要なものがあったりする．

　抗ヒスタミン薬もまた，ビラスチンの特徴とデスロラタジンの特徴の類似性は，ルパタジンの特徴とデスロラタジンの特徴の類似性と同程度ということになろう．したがって，ビラスチンもルパタジンもそれほど大きな違いがないと考えることも合理的である．

　醜いアヒルの子の定理は，認識対象からある特徴を選び出すだけでは，対象を複数のクラスに分けることは不可能であることを鮮やかに示している．薬理学的作用の特徴や，薬物動態学的特徴のみで薬剤のクラスわけは厳密には不可能である．分類とは常に恣意性をまとっており，それはまた，ある種の思想といってもよいのかもしれない[10]．

5. 患者来院〔Doctor〕（ディスカッションを踏まえた処方変更）

　患者は1か月後に来院した．抗ヒスタミン薬と点鼻ステロイド薬で効果は得られ，多少鼻汁が出ることはあるが，症状は落ち着いているとのことだった．内服薬はほぼ毎日飲めているが，点鼻薬は忘れてしまうこともあるという．副作用として眠気が出ていないか確認したが，眠気はないとのことだった．

　「最初にアレグラが処方された時に，市販薬と同じじゃん！って少し信用できなかったんですよね．でも薬剤師さんが丁寧に説明してくれたので，飲んでみたら何となく市販薬のアレグラよりもよく効いた気がしました．やっぱり，あっち高いですしね．助かりました」とのことだった．

　処方薬としては点鼻ステロイド薬のほうが効果が高いこと等を説明した

---

[10] 青島周一（著）．薬の現象学　存在・認識・情動・生活をめぐる薬学との接点．丸善出版，2022.

が，抗ヒスタミン薬の内服効果を実感しているようであり，内服と点鼻薬を変更せず追加処方とした．

【最終の処方箋】
・アレグラ®錠 60 mg　2 錠/分 2　朝夕食後
・アラミスト®点鼻薬 27.5 μg 56 噴霧用　1 日 1 回/1 回 2 噴霧（各鼻腔）

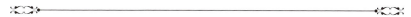

6. エピローグ：薬局での対応

フェキソフェナジンは鎮静作用が極めて少ない薬剤であり[11]，加えて標準用量の 10 倍量を投与しても，QT 延長などの有害事象の発生リスクは低い[12]．再来局した患者からも「眠気などの副作用は出ていない」との確認が取れた．

季節性アレルギー性鼻炎の経口薬物療法においては，

オープンラベルプラセボ[13] を服用しても症状の改善が期待できる[14]．

つまり，フェキソフェナジンの有効性に占めるプラセボ効果の割合は，潜在的には極めて大きい．それゆえ，患者に対する服薬説明では，継続的な治療の有用性を改めて強調した．

---

[11] Allergy Asthma Proc. 2000 Jan-Feb；21(1)：15-20. PMID：10748947.
[12] Am J Cardiol. 1999 May 15；83(10)：1451-4. PMID：10335761.
[13] **オープンラベルプラセボ**とは，盲検化を行わないで用いるプラセボのことである．オープンラベルプラセボによる治療とは，プラセボだと知ったうえでプラセボを服用することに他ならない．
[14] Sci Rep. 2023 May 24；13(1)：8372. PMID：37225724.

Doctor's point of view
あの先生が出してくれる薬は本当によく効く

　医者が薬を勧める時に，薬の効能にバイアスを付与する説明をすることがあります．同じ薬を出しても「どういうふうにもらったか」「どういう説明をされたか」によって，薬の効き方そのものにも影響が出ると思います．それをプラセボ効果といえばそうかもしれないし，説明処方という言い方もします．また，近年では行動変容に繋がるようなちょっとしたアプローチとしてナッジ（Nudge）も注目されています．

　逆に，薬の副作用を強調して説明すると副作用が出ることもあり，どのような情報を付加して説明するかによって患者の受け取り方も違います．こちらはノセボ効果ですね．患者が「どのように感じてその薬を飲んだか」「どういう効果を期待して飲んだか」によって薬の効果は変わります．まさに患者報告アウトカム（PRO）ですね．「あの先生が出してくれる薬は本当によく効く」といわれることがあるかもしれませんが，それは単に効果サイズが大きい薬というだけではなく，説明がよかったり，病院の事務の対応がとても丁寧だったり，看護師さんのフォローが上手だったり，といった要素が影響しているのだと思います．

Pharmacist's point of view
患者のライフスタイルに合わせた説明

　抗ヒスタミン薬でいうと，エビデンス的には薬ごとでそんなに効果の差はないというのが私の認識です．ケミカルメディエーターの遊離抑制作用（花粉が体内に入った時，アレルギー症状を引き起こす体内物質［ヒスタミンやメディエーター］が出るのを抑える作用）などで差別化している薬もありますが，そういうことよりも1日1回服用の薬もあれば，1日2回服用の薬もあり，その方のライフスタイルなどに合わせた説明をしています．

　例えば，日中の服用は難しいとか，1日1回しか飲むタイミングがないのであれば，1回の服用で効果が持続する薬というメッセージで（1日1回の薬で長く効きます！），1日2回の服用の薬であれば（朝と夜の2回も効きます！）とか，薬のいい面を強調することはあります．

おわりに

　2024 年 5 月，OpenAI 社が開発した ChatGPT の新鋭モデルの GPT-4o（GPT-4 omni）が，無料で利用可能となり，その多機能性と精度で大きな注目を集めています．GPT-4o は，テキストや画像などのファイルをアップロードし，その内容を学習させたうえで，文章生成タスクを実行できます．

　臨床医学に関する論文は，研究手法の批判的吟味にあたり，評価すべきドメイン（領域）が明確です．例えば，「ランダム化は適切に実施されていたか？」，あるいは「情報バイアスに対する配慮は実施されていたか？」など，妥当性の評価は定型文で記述することができます．GPT-4o のような生成 AI は，このような定型文に対する応答を得意としています．

　AI 技術の進化は，EBM のステップ 3 である「情報の批判的吟味」に対して，パラダイムシフトと呼べるような変革をもたらしています．医学論文に限らず，診療ガイドライン等の臨床情報をアップロードさせれば，医療者が把握したい情報を効率的に要約し，わかりやすく解説させることも可能です．その意味では，診療方針に対して，質の高いエビデンスを反映させることのハードルは，ほぼ消失したといってもよいでしょう．

　しかし，質の高いエビデンスを踏まえ，診療ガイドラインの推奨事項を忠実に実践しても，患者の生活の「豊かさ」が向上するとは限りません．本書で紹介する 11 の症例が，まさにその点を浮き彫りにしています．

本書において，医師と薬剤師のディスカッションには多くのエビデンスが引用されています．しかし，当初の処方箋と，ディスカッション後の処方箋を比べてみた時，その内容に著明な変化は見られません．それにもかかわらず，患者の物語は（むろんフィクションではありますけれども）大きく変容しています．この物語の変化を駆動している源泉はいったい何なのでしょうか．

　例えば，洋服を購入する場合を考えてみましょう．AIは洋服の機能性，デザイン，価格などのパラメータを精細に分析し，コストパフォーマンスに優れた最適な選択肢を提示してくれるはずです．しかし，AIが推奨する極めて合理的な選択が，僕たちの生活を豊かにするとは限りません．人の生活の豊かさは，単なる合理性や効率性だけでは測れない複雑な感性と，その機微によって形作られるからです．

　AIの判断を線形的かつ論理的なアプローチと捉えれば，医療者の臨床判断は，時に非線形的な直感に基づくことがあります．この非線形的な直観は，より身近な言葉を用いれば「センス」と表現できるでしょう．本書の症例において，患者の物語を躍動させた要因の1つは，エビデンスを扱う医療者の「センス」にあったのかもしれません．

　最後に，本書を通じて共に処方を考えてくださった国立病院機構栃木医療センターの矢吹拓先生，そして本書の企画から編集まで多大なる尽力をいただいた丸善出版の程田靖弘様に心より感謝を申し上げます．

2024年7月吉日

著　者　青　島　周　一

索　引

●あ行

アーサー・クラインマン……………… 99
アート……………………………… 14
アナリシス………………………… 14
アレルギー性鼻炎………………… 164
安心と不幸の4象限マトリックス……… 67

医師
　　──と薬剤師の情報共有……… 59
　　──に確認するハードル……… 58
　　──の視点…………………… 18
医師法施行規則第21条…………… 2
医療者の臨床経験…………… 7, 40
因果関係………………………… 24
飲酒……………………………… 35
インフルエンザ………………… 89
インペアード・パフォーマンス…… 166

ウェアラブルデバイス…………… 116

エビデンス…………………… 7, 40
　　──の物語…………………… 9
　　最適な──…………………… 8

オープンラベルプラセボ………… 169
惜しかった患者群……………… 143
おせっかいさ…………………… 3
おせっかいな診立て…………… 31

●か行

顔のない平均………………… 10, 43
家族報告アウトカム（FRO）…… 157
カツアゲの比喩………………… 116
カフェイン錠…………………… 35

　　──の過量摂取……………… 37
花粉症…………………………… 159
患者
　　──さんの困りごとに対処する……… 44
　　──と共につくりあげる……… 17
　　──の価値観と選好………… 8
　　──の幸福…………………… 28
　　──の好みと行動………… 7, 40
　　──の生活…………………… 57
　　──の病状と周囲を取り巻く環境……7, 40
患者報告アウトカム（PRO）… 143, 157, 170
感染経路………………………… 148
感染源（病原性微生物）の存在……… 148
感染性胃腸炎……………… 145, 147

気圧が下がるとロキソプロフェンが売れる
……………………………… 132
疑義照会……………………… 2, 17
　　──の仕方…………………… 58
器質性便秘……………………… 80
季節性アレルギー性鼻炎……… 88, 160
機能性便秘…………………… 80, 82
吸入ステロイド………………… 91
緊急紹介………………………… 84

薬の現象学……………………… 101
薬
　　──の厳密な効果…………… 14
　　──の効果を語る論理……… 13
　　──の効能の限界…………… 75
クランベリージュースの効果……… 49

経口血糖降下薬………………… 19
経済的な問題…………………… 26

形式的疑義照会……………………………2
血圧が高い……………………………103
血圧管理……………………………117
血圧測定……………………………117
血圧手帳……………………………106, 116
月経前症候群………………119, 126, 128
血糖値………………………………19, 27
　──の改善……………………………28
血尿……………………………………47
解熱鎮痛薬…………………………119
懸念・不安……………………………8
健康希求行動…………………………99
健康食品………………………………52
健康長寿が実現される環境…………157
健康の社会的決定要因（SDH）………76
現状維持バイアス……………………116
　──の処方箋…………………………32
原発性便秘……………………………80
減薬……………………………………39

降圧薬………………………………103, 116
後悔回避バイアス……………………64
抗菌薬………………………………47, 145
　──による薬疹………………………51
高血圧………………………………103
高脂血症治療薬………………………61
公衆衛生上の物語……………………10, 43
抗ヒスタミン薬………159, 162, 164, 170
幸福感…………………………………41
高マグネシウム血症…………………80
国際頭痛分類の評価基準……………122
個人症候群……………………………44
個人情報………………………………51
個人の経験……………………………31
個人の生活……………………………10, 18
骨折………………………………135, 138
骨折リスク評価ツール………………135
骨粗鬆症治療薬………………………133

コミュニケーション……………………8
コレステロール値が高い……………61, 63
コレステロールの薬…………………73

●さ行
サイエンス……………………………14
再発性膀胱炎…………………………53
サプリメント…………………………52

時間経過………………………………45
脂質異常症……………………………61
施設クラスターはご法度……………157
自然経過……………………………11, 93
疾患：医学的説明……………………31
疾患状態 S(t)…………………………11
疾病……………………………………26
視野障害………………………………139
衆人環視的な構造……………………117
主観的に感じる病い…………………31
呪術的な医療…………………………101
受療行動………………………………100
症状がある疾患………………………44
症状がない疾患……………………31, 44, 75
状態……………………………………26
情報共有のハードル…………………59
情報把握………………………………58
処方カスケード………………………110
　──の分類……………………………111
　　意図的な──……………………111
　　適切な──………………………111
　　非意図的な──…………………111
　　不適切な──……………………111
処方権…………………………………1
処方自体がアウトカム………………66
処方箋を共につくりあげる…………17
処方提案…………………………1, 3, 17
心血管疾患に対するスタチン系薬剤……64
診察室血圧……………………………105

侵襲的な介入	57	耐性乳酸菌製剤	153
診断的治療	90	大腸がん	84
診断名が付く	131	──検診	85
浸透圧性下剤	77	──のリスク	79
真のアウトカム	28, 32, 115	代用のアウトカム	28, 32
「心配」に対する「安心処方」	64	対話	18, 31
		多様な生活変数のシンセシス	14
水分摂取	155	単純性膀胱炎	47
睡眠時随伴症状	37		
睡眠導入剤	33	中動態の世界	116
睡眠薬	44, 46	超高齢者の降圧療法	112
──からの脱却	46	──の投薬効果	74
水様性下痢	145	調剤権	1
数値に一喜一憂しない	116	調和	8
スタチン化	66	治療効果	11
──の疾患先送り効果	75	治療の中止	39
頭痛	119	治療必要数（NNT）	86
──日誌	120, 124, 132	鎮咳薬	87
スティグマ	131	──の薬効	98
整形外科	104	電解質異常	37
精神疾患の診断・統計マニュアル（DSM-5）		転倒	138
-TR	36, 44	──恐怖	139
咳が止まらない	90	──ハイリスク患者	139
咳喘息	87		
説明処方	170	糖尿病の合併症リスク	24
潜在的不適切処方	108	鳥の目	85
前兆のない片頭痛	122	トンデモ医療	12
専門職セクター	99		
		●な行	
相関関係	24	二次性不眠症	36
創作物	14	認知症	145
続発性便秘	80	──治療薬	156
		──へのアプローチ	156
●た行			
大うつ病性障害	123	眠れない	33
太極拳	141	念のために処方される薬	67
対症的薬剤	38	年齢が適応外	64

ノセボ効果……………………162, 170
　──の影響…………………………65
呪いの言葉……………………………27
ノロウイルス………………………149

● は行

吐き気………………………………119
白内障………………………………138
発熱…………………………………145
鼻汁…………………………………159
反復可能な知…………………………15
反復不可能な知………………………15

ピグマリオン効果……………………94
ビスホスホネート製剤……………137
非特異的効果…………………………96
泌尿器科……………………………105
鼻噴霧ステロイド…………160, 162, 165
表現（物語化）………………………41
標準医療……………………………101
ピレノキシン懸濁性点眼液………135

服薬アドヒアランス…………………23
服薬説明………………………………91
不適切な漢方処方…………………109
普遍症候群……………………………44
普遍の法則……………………………12
不眠…………………………………33
プライバシー配慮……………………51
プラセボ応答…………………………11
プラセボ効果…………………100, 162
　──を引き出す………………………91
　　純粋な──………………………144
　　不純な──………………………144
ブラックコーヒー……………………35
プラバスタチン………………………66
プルチックの感情の輪………………70
プロバイオティクス製剤…………152

文化依存症候群………………………44

ベースライン…………………………11
片頭痛…………………………119, 131
便秘症…………………………………79
便秘薬…………………………………79

ホーソン効果…………………………94
本態性高血圧………………………106

● ま行

マイナンバーカード…………………60
マクロな視点…………………………86
慢性咳嗽………………………………91
慢性便秘………………………………82

ミクロな視点…………………………86
醜いアヒルの子定理………………167
民間セクター…………………………99
民俗セクター…………………………99

虫の目…………………………………85
無水カフェイン………………………37

めまい………………………………119

● や行

薬学的疑義照会………………………2
薬剤効果………………………………14
　──の多因子性モデル………………95
薬剤師の義務…………………………2
薬剤師の視点…………………………18
薬剤師法第 24 条……………………2
　──第 25 条…………………………3
薬剤性便秘……………………………80
薬剤の使用過多による頭痛………36, 40
薬剤誘発性高血圧……………105, 106
薬剤乱用頭痛………………………120

薬効感のようなもの………………………… 14
宿主の状態……………………………… 148

有効性のパラドックス…………………… 96

予防的薬剤………………………………… 38

● ら行
リスクの管理……………………………… 26
リスクを言葉にしていく………………… 32
臨床イナーシャ………… 22, 23, 24, 32, 116
臨床上の専門知識…………………………… 8

ロバート・ブルチック…………………… 70

● わ行
若い女性………………………………… 58, 131

欧　文
● A〜G
Campylobacter 腸炎 ………………145, 148
Clincal inatia ……………………………… 22

disease ……………………………………… 31
disease-illness モデル ……………………… 27
Doctor's point of view ………………………… 18
DSM-5-TR ……………………………… 36, 44

EBM…………………………………… 4, 6, 39
　　──実践における判断要素と価値の統合
　　…………………………………………… 8
　　──スタイル診療支援………………… 4, 17
　　──における臨床判断の 4 要素………7, 40
　　──の 5 つのステップ…………………… 5
Effectiveness ……………………… 14, 94, 95
Efficacy ………………………………… 14, 94
Evidence-Based Medicine（EBM）……… 39

Family Reported Outcome（FRO）……… 157
fear of failing …………………………… 139
fracture risk assessment tool……………… 135
FRAX® ………………………………… 135
FRO …………………………………… 157

● H〜N
HbA1c 値と死亡リスクの関連…………… 25
HbA1c 目標……………………………… 22
health seeking behavior…………………… 99

illness ……………………………………… 31
Impaired Performance …………………… 166
Impure Placebo ………………………… 144

Medication-Overuse-Headache ………… 40

NNS ……………………………………… 85
NNT ……………………………………… 86
Number Needed to Screen（NNS）……… 85
Number Needed to Treat（NNT）………… 86

● O〜V
OTC 医薬品……………………………… 85

Patient Reported Outcome（PRO）…143, 157
Pharmacist's point of view ………………… 18
PIMs ……………………………………… 108
Potentially Inappropriate Medications（PIMs）
………………………………………………… 108
PRO …………………………………143, 157
Pure Placebo …………………………… 144

SARS-CoV-2 …………………………… 89
SDH ……………………………………… 76
small study effect ………………………… 54
Social Deteminants of Health（SDH）……… 76
Statinization……………………………… 66

ST 合剤 ……………………………… 48
Synthesis ………………………………… 14

Treatment Based Diagnosis ……………… 90

Underdiagonosis ……………………… 131

well-being……………………………… 41

●数字
2 型糖尿病 ……………………………… 19
3 た論法 …………………………… 93, 100

●著　者

矢吹　拓　1979 年，東京都生まれ．医師．群馬大学医学部卒業後，前橋赤十字病院にて臨床研修終了．2006 年国立病院機構東京医療センター総合内科を経て，11 年より国立病院機構栃木医療センター内科．現在は同センター内科部長．日本内科学会総合内科専門医・指導医．日本プライマリ・ケア連合学会家庭医療専門医・指導医・評議員・理事ほか．著書に『薬の上手な出し方＆やめ方』（医学書院）など多数．

青島周一　1980 年，東京都生まれ．薬剤師．城西大学薬学部卒業後，保険薬局勤務を経て2012 年より医療法人社団徳仁会中野病院勤務．特定非営利活動法人アヘッドマップ共同代表．公式ウェブサイト（https://syuichiao.wixsite.com/website）．著書に『薬の現象学 存在・認識・情動・生活をめぐる薬学との接点』（丸善出版），『エビデンスをめぐる往復書簡─EBM実践の向こう側』（中外医学社）など多数．

医師と薬剤師が考える処方箋のつくり方

令和 6 年 9 月 30 日　発　行

著作者　　矢吹 拓・青島周一

発行者　　池　田　和　博

発行所　　**丸善出版株式会社**

〒101-0051 東京都千代田区神田神保町二丁目17番
編集：電話（03）3512-3264 ／ FAX（03）3512-3272
営業：電話（03）3512-3256 ／ FAX（03）3512-3270
https://www.maruzen-publishing.co.jp

©Taku Yabuki, Shuichi Aoshima, 2024

組版印刷・株式会社 真興社／製本・株式会社 松岳社

ISBN 978-4-621-31000-7　C 3047　　　　　　Printed in Japan

JCOPY〈（一社）出版社著作権管理機構　委託出版物〉
本書の無断複写は著作権法上での例外を除き禁じられています．複写される場合は，そのつど事前に，（一社）出版社著作権管理機構（電話03-5244-5088，FAX 03-5244-5089，e-mail：info@jcopy.or.jp）の許諾を得てください．